W0256627

Das Veterinärwesen
einschließlich einiger verwandter Gebiete in Serbien.

Nach Berichten des Kaiserlich Deutschen Konsulats für Serbien in Belgrad
und nach anderen Quellen

bearbeitet durch

H. Thieringer,
Königl. Württemb. Stabsveterinär,
früher kommandiert zum Kaiserl. Gesundheitsamte.

Das Veterinärwesen
einschließlich einiger verwandter Gebiete in Norwegen.

Nach Berichten des Kaiserlichen Generalkonsulats in Kristiania
und nach anderen Quellen

bearbeitet durch

Dr. Hall,
ständigem Mitarbeiter im Kaiserl. Gesundheitsamte.

Sonderabdruck aus
„Arbeiten aus dem Kaiserlichen Gesundheitsamte", Band XLVII, Heft 3.

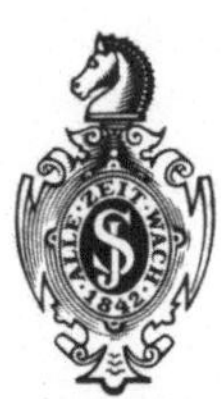

Springer-Verlag Berlin Heidelberg GmbH

1914.

ISBN 978-3-662-24360-2   ISBN 978-3-662-26477-5 (eBook)
DOI 10.1007/978-3-662-26477-5

Inhalt.

Das Veterinärwesen
einschließlich einiger verwandter Gebiete in Serbien.

Nach Berichten des Kaiserlich

Deutschen Konsulats für Serbien in Belgrad und nach anderen Quellen

bearbeitet durch

H. Thieringer,

Königl. Württemb. Stabsveterinär,
früher kommandiert zum Kaiserl. Gesundheitsamte.

Inhalt: I. Veterinärbehörde und tierärztliches Personal. A. Organisation der Veterinärbehörde. B. Zahl und Bildungsgang der Tierärzte. — II. Viehbestand Serbiens. A. Verhältnis des Viehbestandes zur Bevölkerung und zur Bodenfläche des Landes. B. Viehhaltung. C. Viehverwertung. D. Viehversicherung. E. Hauptsächliche Tierrassen. — III. Viehverkehr. A. Viehhandel. B. Viehbeförderung im allgemeinen sowie auf Eisenbahnen und Schiffen. C. Viehmarktwesen, Beaufsichtigung der Viehmärkte, der Händler- und Gastställe. — IV. Bekämpfung der Viehseuchen. A. Abwehrmaßregeln gegen die Einschleppung von Viehseuchen aus dem Auslande. B. Bekämpfung der Viehseuchen im Inlande. a) Allgemeines. 1. Anzeigepflichtige Seuchen. Obliegenheiten der ausführenden Behörden, 2. Anzeigepflicht, Sperrmaßnahmen, Impfung, Tötung und unschädliche Beseitigung, 3. Weitere Maßnahmen, 4. Aufhebung der Maßregeln; b) Besondere Maßregeln zur Bekämpfung der einzelnen Seuchen; 1. Maul- und Klauenseuche, 2. Milzbrand, 3. Lungenseuche, 4. Rotz, 5. Pockenseuche, 6. Beschälseuche und Bläschenausschlag, 7. Räude, 8. Tollwut, 9. Ansteckende Krankheiten der Schweine; c) Bestreitung der Kosten. Strafbestimmungen. Berufungen; d) Maßregeln zur Verhütung der Weiterverbreitung und zur Tilgung der Rinderpest im Inlande; e) Maßregeln zur Unterdrückung und Tilgung der Geflügelcholera im Inlande. C. Impfstoffe. D. Staatliche Entschädigung bei Verlusten durch Viehseuchen. Ersatz für polizeilich getötete Tiere. E. Zustandekommen der Viehseuchenstatistik. F. Verhütung der Seuchenverschleppung nach dem Auslande. G. Abdeckereiwesen. H. Verwertung tierischer Abfälle. — V. Schlachtvieh- und Fleischbeschau. A. Öffentliche und private Schlachthäuser. B. Besondere Vorschriften für Schlachtviehmärkte und öffentliche Schlachthäuser. C. Ausübung der Schlachtvieh- und Fleischbeschau. D. Trichinenschau. E. Verfahren mit beanstandetem Fleische. F. Vieh- und Fleischpreise. G. Verbote und Beschränkungen der Ein- und Durchfuhr von Fleisch, Fett und Erzeugnissen aus Fleisch und Fett. II. Staatliche Schlachtviehversicherung.

I. Veterinärbehörde und tierärztliches Personal.

A. Organisation der Veterinärbehörde.

Die Organisation der Veterinärbehörde in Serbien beruht auf dem „Gesetz über die Organisation des Sanitätswesens und über die öffentliche Gesundheitspflege" vom 30. März 1881 a. St. [1]).

---

[1]) Vergl. „Die Sanitätsgesetze Serbiens". Belgrad 1881. Amtliche Ausgabe mit deutscher Übersetzung.

Die Oberaufsicht über das gesamte Veterinärwesen und die Anordnung aller
Maßnahmen, welche die Wahrung der Gesundheit der Haustiere und die regelrechte
Behandlung der erkrankten Tiere betreffen, gehören zum Dienstbereiche des Ministeriums
für Volkswirtschaft. In diesem Ministerium hat die Abteilung für Landwirtschaft und
Veterinärwesen die einschlägigen Geschäfte zu bearbeiten. Sie hat darauf bedacht
zu sein, daß dem Staate das erforderliche tierärztliche Personal zur Verfügung steht,
sie hat unter Mitwirkung des Obersten Sanitätsrats die wissenschaftliche und fachliche
Befähigung der Tierärzte zu prüfen, ihnen die Ermächtigung zur Ausübung der Privat-
praxis zu erteilen und die Auswahl geeigneter Tierärzte für den Staatsdienst zu treffen.
Ferner hat die genannte Abteilung die fremden Hochschulen, auf die Staatszöglinge
gesandt werden sollen, auszuwählen, die Studien und die rechtzeitige Ablegung der
vorgeschriebenen Prüfungen der Zöglinge zu überwachen und die Verwendung der
Tierärzte im Dienste nach dem jeweiligen Bedarfe zu regeln. Endlich obliegt der
Abteilung, die Ursachen der häufigsten Tierkrankheiten und ihre Verbreitung zu
studieren, auf die Verhütung von Krankheiten durch den Erlaß zweckmäßiger Verordnungen und durch Abstellung der Krankheitsursachen bedacht zu sein und in
Fällen, in denen die Entstehung von Krankheiten nicht verhütet werden kann, tat-
kräftige Maßregeln zu ihrer Tilgung zu ergreifen.

Der Leiter des Veterinärwesens muß ein approbierter Tierarzt sein und soll
womöglich den medizinischen Doktorgrad besitzen. Seine Aufgabe ist es, die Fortschritte auf dem Gebiete der Veterinärmedizin zu verfolgen, die Dienstvorschriften
für die beamteten Tierärzte und die Gesetzesvorlagen über die Abwehr und Unterdrückung der Viehseuchen auszuarbeiten, die veterinärpolizeiliche Überwachung der
Viehmärkte, des Viehtransportwesens, der Schlachthäuser, Abdeckereien und Wasenmeistereien usw. vorzuschreiben. Seine weitere Aufgabe ist, die regelmäßigen Berichte über den Gesundheitszustand des gesamten Landesviehbestandes und die außerordentlichen Berichte während der Dauer einer Viehseuche mit dem Generalbericht
nach deren Erlöschen zu verfassen. Ferner hat er eine Statistik der ansteckenden
Tierkrankheiten zu bearbeiten, die besonderen Ursachen dieser Krankheiten im Lande
zu studieren und die zweckmäßigsten Maßregeln zu ihrer Ausrottung vorzuschlagen.
Außerdem hat er nach Kräften gegen bestehende Vorurteile über die Viehseuchen
anzukämpfen und zu diesem Zwecke durch volkstümlich gehaltene Schriften über die
Gesundheitspflege beim Vieh aufklärend zu wirken. In allen veterinär-gerichtlichen
Fällen und Streitigkeiten steht ihm das Obergutachten zu, und er hat die Behörden,
soweit sie veterinärtechnischer Aufklärung bedürfen, zu beraten. Beim Ausbruch
einer Tierseuche im Lande hat sich der Leiter des Veterinärwesens auf Anordnung
seiner vorgesetzten Behörde an Ort und Stelle zu begeben, um die Ausführung der
gesetzlichen Bestimmungen zu überwachen und die Bekämpfungsmaßregeln zu leiten.
Dabei hat er das Recht, nicht nur die beamteten Tierärzte benachbarter Kreise zur
Dienstleistung in dem verseuchten Kreise heranzuziehen, sondern auch durch Vermittlung der zuständigen Behörden Militär in Anspruch zu nehmen, um im Notfalle
eine Postenkette um den Seuchenherd bilden zu können. Im übrigen ist der Leiter des
Veterinärwesens auch zu der Zeit, in der keine Viehseuchen herrschen, verpflichtet,

je nach Bedarf und auf Anordnung des Ministeriums für Volkswirtschaft Besichtigungsreisen zu unternehmen, um die Amtstätigkeit der in den einzelnen Kreisen bestellten beamteten Tierärzte zu überwachen.

Dem Ministerium für Volkswirtschaft ist der Oberste Sanitätsrat beigegeben, dessen Aufgabe es ist, auf Erfordern des Ministeriums über alle wichtigeren Fragen der gesamten Staatsarzneikunde und öffentlichen Gesundheitspflege und sämtliche durch das „Gesetz über die Organisation des Sanitätswesens und über die öffentliche Gesundheitspflege" vorgesehenen Fälle Gutachten abzugeben und auch selbständig über diese Gegenstände dem Ministerium Vorschläge zu unterbreiten. Er hat ferner u. a. die Befugnis, die Vorbildung für die Staatszöglinge zum Studium der Veterinärwissenschaften vorzuschreiben.

Der Oberste Sanitätsrat besteht aus 7 ordentlichen Mitgliedern, die sämtlich Ärzte sein müssen. Nach Bedarf kann außer einem Chemiker oder Apotheker, einem Ingenieur und Juristen auch ein Tierarzt zum außerordentlichen Mitglied ernannt werden. Die außerordentlichen Mitglieder sind bei Beratungen und Beschlußfassungen des Obersten Sanitätsrats in derselben Weise stimmberechtigt, wie die ordentlichen Mitglieder. Die ordentlichen, außerordentlichen und stellvertretenden Mitglieder des Obersten Sanitätsrats werden durch die serbische Gesellschaft der Ärzte in Belgrad in Vorschlag gebracht und durch Königliches Dekret auf die Dauer von 3 Jahren ernannt. Beamte der Sanitätsabteilung des Ministeriums können nicht zu Mitgliedern des Obersten Sanitätsrats ernannt werden.

In jedem Kreise und in der Stadt Belgrad ist ein Tierarzt als Beamter des Kreisamts oder des Stadtpolizeiamts angestellt. Er untersteht unmittelbar dem Kreisarzt oder dem Stadtphysikus als dem Sanitätsreferenten des betreffenden Amtes oder der Stadt, mittelbar dem Ministerium für Volkswirtschaft. Die Kreistierärzte sind verpflichtet, durch Erteilung von Ratschlägen und entsprechende Maßregeln zur Verhütung von Krankheiten, besonders der ansteckenden, der Haustiere beizutragen, erkrankte Tiere zu behandeln, die Schlachtvieh- und Fleischbeschau vorzunehmen und bei der Tilgung der Viehseuchen mitzuwirken. Ferner haben sie auf die Verbesserung der Haustierrassen hinzuwirken, regelmäßige Untersuchungen aller größeren Schaf-, Schweine- und Rinderherden auszuführen, die Hundehaltung zu überwachen, sowie die Aufsicht über die Viehmärkte auszuüben. In bestimmten Zeiträumen haben die Kreistierärzte tabellarische Übersichten über die Zahl der in ihren Kreisen vorhandenen Haustiere und die unter ihnen beobachteten Krankheiten einzureichen. Außerdem gehört es zu ihren Obliegenheiten, an Sonn- und Feiertagen Unterricht für Beschlagschmiede zu erteilen. Die Kreistierärzte sind ferner verpflichtet, bei Truppenteilen, die über einen eigenen Veterinär nicht verfügen, die Behandlung der erkrankten Tiere zu übernehmen, auf dem Marsche zurückgelassene Tiere der Militärverwaltung, sowie Nutztiere, die im Interesse ganzer Gemeinden verwendet werden (Zuchttiere), Postpferde und Tiere armer Leute an Ort und Stelle unentgeltlich zu behandeln. Schließlich haben sie dem Ersuchen von Privatpersonen um Behandlung ihrer Tiere zu entsprechen, soweit ihre amtliche Tätigkeit dies zuläßt. Wenn im Kreise eine öffentliche Apotheke nicht vorhanden ist, so müssen die Kreistierärzte die nötigen

Arzneimittel vorrätig halten und nach bestimmter Taxe verkaufen. Bei Behandlung von Tieren armer Leute hat die Gemeinde die Arzneimittel zu bezahlen.

B. Zahl und Bildungsgang der Tierärzte.

Die Zahl der geprüften Tierärzte, über die Serbien gegen Ende des Jahres 1908 verfügte, betrug 63, nämlich 45 Zivil- und 18 Militärtierärzte. Eine eigene tierärztliche Bildungsanstalt besitzt Serbien nicht. Die meisten serbischen Tierärzte haben in Deutschland, einige in Frankreich, Österreich-Ungarn, Belgien studiert; ein Tierarzt hat seine Studien in Rußland erledigt.

Tierärzte in freier Berufsausübung gibt es in Serbien nur wenige, und zwar sind dies ausschließlich entlassene staatliche Tierärzte. Die im Zivildienst angestellten Tierärzte sind entweder Kreis- oder Bezirkstierärzte. Eine besondere Prüfung zur Anstellung als staatlicher Tierarzt ist nicht vorgeschrieben; es genügt für die Bewerbung die Vorlage eines ausländischen Approbationsscheins. Die Militärtierärzte haben Leutnants- bis Majorsrang; letzterer ist den Militär-Obertierärzten vorbehalten, für die die Ablegung einer besonderen Prüfung (der Majorsprüfung) vorgeschrieben ist.

Um Landeskinder für den Veterinärdienst heranzubilden, werden alljährlich nach Bedarf Staatszöglinge zum Studium der Veterinärwissenschaften an ausländische Bildungsanstalten geschickt und auf Kosten des Nationalsanitätsfonds ausgebildet. Als Vorbildung wird die Reife eines Gymnasiums oder einer Realschule gefordert. Ein Vorrecht haben solche Bewerber, die an der philosophischen Fakultät der Landeshochschule (Universität) in Belgrad den Studiengang für Naturkunde und Mathematik durchgemacht haben. Jeder Staatszögling ist verpflichtet, nach Absolvierung seiner Studien so viele Jahre an einem ihm bezeichneten Orte zu dienen, als er im Ausland auf Staatskosten zugebracht hat.

II. Der Viehbestand Serbiens.

A. Verhältnis des Viehbestandes zur Bevölkerung und zur Bodenfläche des Landes[1]).

Serbien besitzt einen Gesamtflächeninhalt von 48 302,8 qkm und nach der Zählung vom Jahre 1905 2 717 221 Einwohner. Der Viehbestand betrug zur selben Zeit an

Pferden	172 278	Stück
Rindern	943 967	„
Büffeln	7 710	„
Eseln	1 271	„
Mauleseln	130	„
Schweinen	875 517	„
Schafen	3 066 444	„
Ziegen	495 955	„
Insgesamt	5 563 272	Stück
außerdem an Geflügel	4 855 941	Stück.

---

[1]) Die Verhältnisse haben sich nach Abschluß der Arbeit infolge des Balkankrieges 1912/13 geändert.

Es kommen demnach auf:

1 qkm: 3,56 Pferde; 19,54 Rinder; 0,16 Büffel; 0,03 Esel; 0,003 Maulesel; 18,12 Schweine; 63,48 Schafe; 10,27 Ziegen und 100,53 Stück Geflügel.

100 Einwohner: 6,34 Pferde; 34,74 Rinder; 0,28 Büffel; 0,05 Esel; 0,005 Maulesel; 33,22 Schweine; 112,85 Schafe; 18,25 Ziegen und 178,61 Stück Geflügel.

B. Viehhaltung.

Die Viehhaltung ist im allgemeinen noch urwüchsig und unausgebildet. Das Rindvieh wird den größeren Teil des Jahres auf der Weide gelassen und auch dort gemästet; nur die Schweine werden regelmäßig mit 1 oder $1^1/_2$ Jahren von der Weide genommen und zur Mästung in Stallungen (Salaschen) eingestellt.

C. Viehverwertung.

Die Rinder werden ausschließlich zur Fleischgewinnung gezüchtet, soweit sie nicht als Zugvieh im Lande gebraucht werden. Milchgewinnung findet in größerem Umfang nur bei der Schafzucht zur Käsebereitung statt.

D. Viehversicherung.

Serbien besitzt seit dem Jahre 1906 eine durch Viehversicherungsgesetz vom 10.—23. November 1905 geregelte staatliche Viehversicherung, die sich auf Hornvieh und Pferde erstreckt. Für das erste Viehversicherungsjahr hat der Staat zur Bestreitung der Entschädigung die Summe von 325000 Dinar aus dem Überschwemmungsfonds zur Verfügung gestellt. Für das zweite Jahr war der im ersten Jahre zur Auszahlung gelangte Geldbetrag von den Viehbesitzern durch Beiträge zu erheben. Auch die weitere Ergänzung des Fonds erfolgt durch Beiträge der Viehbesitzer. Aus dem Versicherungsfonds, der bei der Abteilung für Landwirtschaft und Veterinärwesen des Ministeriums für Volkswirtschaft besteht, werden Tiere der genannten Arten, die infolge einer Krankheit oder eines plötzlichen Unglücksfalls eingegangen sind, oder die notgeschlachtet oder getötet werden mußten, zu 70% des durch eine Schätzungskommission ermittelten Wertes entschädigt.

Schadenersatz wird nicht geleistet, wenn der Besitzer die Krankheit seines Viehes nicht innerhalb 24 Stunden nach Beginn der Erkrankung beim Gemeindegericht anzeigt, vorausgesetzt, daß die Krankheit länger als 24 Stunden dauerte, oder daß das Tier nicht notgeschlachtet worden ist; wenn die Tiere infolge von Fahrlässigkeit, Mißhandlung oder schlechter Ernährung eingegangen sind, was von einem Tierarzt auf Verlangen des Gemeindegerichts oder der Schätzer festzustellen ist; wenn die Tiere an ansteckenden Krankheiten eingegangen oder wegen solcher getötet worden sind, und zwar in solchen Fällen, in denen der Staat nach dem Viehseuchengesetz Entschädigung leistet; ferner wenn Tiere an Rinderpest eingegangen oder wegen dieser Seuche getötet worden sind, und wenn der Besitzer gegen die Vorschriften des Gesetzes, betreffend den Viehseuchenschutz, verstoßen hat; wenn der Viehbesitzer bei Geltendmachung seines Viehversicherungsanspruchs auf Täuschung ausgeht. Desgleichen wird kein Schadenersatz gewährt für Vieh, das dem Heere, dem Staate, Offizieren oder

Fleischern gehört, sowie für Kälber unter 6 und für Fohlen unter 8 Monaten. Für Tiere dieses Alters sind auch keine Beiträge zu dem Versicherungsfonds zu entrichten.

Der geschädigte Viehbesitzer hat binnen 24 Stunden nach der Entstehung des Schadens seinem Gemeindegericht mündlich oder schriftlich Anzeige zu erstatten. Tritt der Schaden in einer anderen Gemeinde ein, so ist letztere von dem Schadensfall in Kenntnis zu setzen. Das Gemeindegericht hat sofort nach erfolgter Anzeige die Mitglieder der Abschätzungskommission zwecks Feststellung des Schadens einzuberufen. Die Abschätzungskommission wird gebildet: in Belgrad von dem Tierarzt der Präfektur, cinem Beamten des Ministeriums für Volkswirtschaft und einem Stadtverordneten; in den übrigen Städten von dem Kreistierarzt, dem Kreis- oder nächsten Bezirks- ökonomen (landwirtschaftlichem Sachverständigen) und einem Stadtverordneten; in kleineren Städten sowie in Dorfgemeinden von 3 Personen oder deren Stellvertretern, die vom Gemeindegericht und von der Gemeindevertretung hierfür auf ein Jahr ge- wählt werden. Die Schätzer sind, falls sie nicht Staatsbeamte sind, von einem Geist- lichen im Gemeindegericht zu vereidigen.

Ein Schaden muß spätestens binnen 3 Tagen nach erfolgter Anmeldung abge- schätzt werden. Bei der Abschätzung ist der Wert der verwendbaren Teile des ge- töteten oder gefallenen Tieres in Abzug zu bringen. Diese Teile sind dem Eigen- tümer zu überlassen.

Die Abschätzungskommission hat über den Befund ein Protokoll aufzunehmen, das dem Ministerium für Volkswirtschaft einzureichen ist. Das Ministerium hat sofort nach Empfang der Schadenabschätzung die Ausbezahlung der Entschädigungs- summe an den Viehbesitzer durch die Post zu veranlassen.

Zwecks Ergänzung des Fonds, aus dem die Entschädigungsbeträge und die durch das Entschädigungsverfahren erwachsenden Kosten bestritten werden, hat jedes Gemeindegericht in Verbindung mit der Gemeindevertretung in der Zeit vom 1. bis 10. Dezember jeden Jahres eine Zählung und Abschätzung des Bestandes an Hornvieh und Pferden in der Gemeinde zu veranlassen und bis zum 15. Dezember einzureichen. Auf Grund der Viehbestandslisten und der Schätzungswerte hat die Steuerbehörde die vom Ministerium für Volkswirtschaft nach den im letzten Jahre geleisteten Zahlungen auf Werteinheiten berechneten Beträge innerhalb 15 Tagen einzuziehen.

Private Versicherungen bestehen in Serbien nicht.

E. Hauptsächliche Tierrassen.

Pferde.

Die in Serbien heimische Pferderasse ist orientalischen (türkischen) Ursprungs. In den Gebirgsgegenden sind die Tiere klein (125 bis 150 cm hoch), während sie in den anderen Gegenden infolge des Einflusses der staatlichen Gestüte, von denen aus jährlich vom März bis Juli Hengste zum Beschälen der Bauernpferde abgegeben werden, stärker und größer sind. Diese sogenannten „Landbeschäler“ gehören vor- wiegend der arabischen und englischen, weniger der anglo-normannischen Rasse an. Die Hengste letzterer Rasse werden in die ebenen Landstriche geschickt, wo die Wiesen- und sonstigen Futterverhältnisse günstiger sind. Die bisher mit diesen Landbeschälern erzielten Erfolge sind günstig, wenngleich sie wegen der ungenügenden Anzahl der staatlichen Deckhengste und der verschiedenen Beschaffenheit des Pferdematerials im Lande noch gering sind.

Das staatliche Gestüt, dessen Leitung sich in Dobritschewo befindet, hat die Aufgabe, Hengste als „Landbeschäler" zu züchten und zwar zwei Typen: einen leichteren (anglo-arabischen) und einen schwereren (anglo-normannischen). Das Gestüt soll 200 Stuten haben, doch ist diese Zahl noch nicht vollständig erreicht. Eine Abteilung dieses Gestütes befindet sich in Ljubitschewo, wo die Vollbluthengste und Vollblutstuten, sowie ihre Nachkommen untergebracht sind. Letztere werden den Sommer über nach Bela-Reka, einer hochgelegenen kalkreichen Weidefläche, die Staatseigentum ist, gebracht. Diese Hochfläche liegt an der Grenze der Bezirke Mlawa, Ressawa und Homolje. Den Winter über werden die staatlichen Hengste an drei Plätzen untergebracht, und zwar in Dobritschewo, Ljubitschewo und in Schabatz. Man ist gegenwärtig mit der Errichtung eines vierten Stalles in Kragujewatz beschäftigt. Es wird erstrebt, die Zahl der Deckhengste möglichst schnell zu vergrößern, und man kauft zu diesem Zwecke sowohl im Inland, als im Ausland geeignete Hengste auf.

Rinder.

Das einheimische serbische Rind gehört der podolischen Rasse an, die sich am besten in den Landstrichen „Kolubara" und „Possawina" erhalten hat. In den Gebirgsgegenden hat sich das serbische Rind den örtlichen Verhältnissen angepaßt und ist vorwiegend kleineren Wuchses, dabei aber starkknochig und mit tiefem Brustkorb ausgestattet. Es ist sehr kräftig und als Zugtier geeignet, außerordentlich ausdauernd, ziemlich fleischig, aber wenig milchergiebig. Tuberkulose und Lungenseuche sind in Serbien unbekannte Rinderkrankheiten.

Der eigentliche serbische Rindertypus verschwindet übrigens von Jahr zu Jahr mehr, und zwar hauptsächlich wegen seiner langsamen Entwicklung. Zur vollständigen Entwicklung gebraucht das serbische Rind fünf Jahre. Die Regierung bringt deshalb fremdes Blut in das Land herein, und zwar hauptsächlich aus dem Montafontal, sowie aus dem Simmental. Im Jahre 1912 sind auf Staatskosten im Simmentale und im Inlande etwa 500 junge Stiere der Simmentaler Rasse aufgekauft und unentgeltlich über das ganze Land hin zum Belegen der einheimischen Kühe verteilt worden. Außerdem züchten sämtliche staatlichen Viehzüchtereien fremde Rinderrassen, zumeist Simmentaler, so daß der Zustrom fremden Blutes sich stark geltend macht und in nicht ferner Zukunft das serbische Blut ganz verdrängt haben dürfte. Man trifft bereits in großer Anzahl in Serbien gezüchtetes erstklassiges Vieh der reinen Simmentaler Rasse an.

Schweine.

Serbien ist seit jeher durch seine gute Schweinezucht bekannt. Die Boden- und Klimaverhältnisse sind hierfür außerordentlich günstig. Das Fleisch des serbischen Schweines ist schmackhaft, der Speck gut, das Schmalz sogar von erster Güte.

Die beste einheimische Rasse ist das „Schumadiaschwein", das von dem ungarischen „Mangalizaschwein" herstammt; diese Rasse ist für Serbien geradezu vollkommen. Sie zeichnet sich aus durch Körperlänge und hohes Schlachtgewicht. Diese Rasse ist sehr widerstandsfähig, namentlich auch gegen die meisten Krankheiten. Ein Hauptgebiet der Schweinezucht ist die Morawaniederung. Andere Gegenden, in denen die Schweinezucht noch besonders erfolgreich betrieben wird, sind die Länderstriche „Possawina", „Ressawa" und „Mlawa".

Die serbische Regierung hat seit mehreren Jahren erfolgreiche Versuche gemacht, durch Veredelung mit englischen Rassen das serbische Schwein noch hinsichtlich der Fleischgewinnung zu verbessern. Hauptsächlich sind hierzu Tiere der Yorkshirerasse, bezogen aus deutschen Zuchtanstalten, verwendet worden. Die Versuche mit den fremden Rassen haben zwar bezüglich der Schlachtreife und Fleischgewinnung schöne Erfolge gezeitigt, die eingeführten Tiere und die Kreuzungen von ihnen sind jedoch nicht so widerstandsfähig wie die einheimische Rasse. Zur Erreichung des vom Staate erstrebten Zieles, die Schweinezucht zu heben, werden unentgeltlich an verlässige Züchter Muttertiere englischer Rasse unter gewissen Bedingungen abgegeben.

Schafe.

In der Hauptsache hat Serbien zwei Arten von Schafen: Gebirgs- und Talschafe. Beide zeichnen sich aus durch langgezogene Wolle (Zackelschafe).

Die besten Gebirgsschafe sind die sogenannten „Kriwowir-Schafe" (Kriwowir liegt unweit von Sajetschar). Diese Tiere haben reichen Wollwuchs — die Wolle ist verhältnismäßig fein — und sind außerdem ziemlich milchergiebig. Die Lipe-Schafe werden im Bezirk Semendria gezüchtet. Es sind Talschafe, die größer sind, mehr Milch, aber weniger Wolle geben als die Kriwowirschafe. Die Aufbesserung der einheimischen Schafe geschieht zu dem Zwecke, die Erfordernisse der serbischen Bauernbevölkerung zu decken. Diese verlangt vom Schafe Wolle für die durch Hausindustrie hergestellte und vom ganzen Landvolke getragene Kleidung (besondere Trachten). Ferner will sie Milch für die Bereitung von Käse und Butter für ihren bescheidenen Hausbedarf. Endlich gebraucht der Bauer das Schaffleisch als Nahrungs- und Genußmittel. Versuche, die Wolle durch Kreuzung der einheimischen mit Rambouilletschafen zu verbessern, sind nicht gelungen. Die hierdurch gewonnene Wolle kann von der serbischen Bäuerin bei den ihr zur Verfügung stehenden einfachen Werkzeugen nicht verarbeitet werden. Man geht deswegen bei der Verbesserung der Schafwolle weniger unmittelbar, als vielmehr mittelbar vor und kreuzt wegen der Milchergiebigkeit der Lipeschafe diese mit friesischen Milchschafen von größerem Körperbau und die Kriwowirschafe mit englischen, namentlich mit Hampshirschafen. Mit diesen Versuchen sind bisher befriedigende Ergebnisse erzielt worden.

Ziegen.

Serbien verfügt über eine verhältnismäßig gute Ziegenrasse. Sie gibt ziemlich viel Milch (häufig 4 bis 5 Liter im Tag), ist groß, ausdauernd und widerstandsfähig. Man hat trotzdem Versuche mit reiner Zucht von Saanen-Rasse und Kreuzung solcher mit einheimischen Tieren angestellt, die befriedigend ausgefallen sind.

III. Viehverkehr.

A. Viehhandel.

Der Viehhandel bildet einen bedeutenden Zweig des serbischen Außenhandels. Die serbische Regierung ist durch Gewährung von Vergünstigungen darauf bedacht, die Ausfuhr zu heben und damit die Verwertung des Viehreichtums Serbiens möglichst günstig zu gestalten. So wurde durch Gesetz vom $\frac{28.\ \text{November}}{10.\ \text{Dezember}}$ 1895[1]) die „Serbische Viehmarkt-Aktiengesellschaft" zu Belgrad mit Vorrechten ausgestattet, wie sie nach dem „Gesetze, betreffend die Unterstützung von Schlachthäusern" gewährt werden können (vergl. S. 39). Ferner ist durch das Gesetz, betreffend die Erleichterungen, die für die Schweineausfuhr im Falle einer Grenzsperre gewährt werden können, vom $\frac{24.\ \text{Januar}}{5.\ \text{Februar}}$ 1896[2]) der Ministerrat ermächtigt, während der Dauer des Verbots für die Ausfuhr von Schweinen nach einer anderen Seite der Grenze ausnahmsweise alle Erleichterungen zu gewähren, die für notwendig befunden werden sollten. Früher hauptsächlich nach Österreich-Ungarn gerichtet, hat der Viehhandel, seitdem durch den Abschluß des Handelsvertrags mit Österreich-Ungarn vom 14. März 1908 die Ausfuhr von lebendem Vieh nach diesen Ländern untersagt ist, andere Wege gesucht und geht neuerdings über Saloniki nach Ägypten, der Türkei, Griechenland, Malta, Italien und Frankreich.

Es wurden

	1906		1907		1908	
	Stück	für Frcs.	Stück	für Frcs.	Stück	für Frcs.
Rindvieh	10 928	1 762 012	13 248	2 033 976	20 690	2 960 252
Schweine	67 509	7 927 510	14 875	1 603 959	11 216	788 057
Anderes Vieh	66 194	812 058	65 850	593 364	94 903	1 276 611
	kg		kg		kg	
Geflügel	1 622 257	1 218 507	166 700	141 695	657 222	582 954

B. Viehbeförderung im allgemeinen sowie auf Eisenbahnen und Schiffen.

Nach § 8 des Gesetzes, betreffend die Abwehr und Tilgung ansteckender Tierkrankheiten, vom $\frac{30.\ \text{März}\ 1881}{12.\ \text{April}\ 1881}$ sind bei Viehbeförderungen auch im inländischen Verkehr Viehpässe beizubringen:

    a) für Wiederkäuer, Pferde und Schweine, die auf Tierschauen gebracht,

    b) für Herden von Wiederkäuern und Schweinen, die über größere Landstriche getrieben werden, und

---

[1]) Veröffentlichungen des Kaiserl. Gesundheitsamts 1897, S. 7.
[2]) Desgl. S. 9.

c) für Rindvieh jeden Alters, das auf Viehmärkte und Auktionen gebracht oder anläßlich des Standortwechsels nach einem mehr als 10 km entfernten Orte getrieben wird,

d) für Wiederkäuer und erforderlichenfalls auch für andere Haustiere, die mit Eisenbahnen und Schiffen befördert werden.

Treibherden müssen während des Marsches mindestens von 5 zu 5 Tagen von einem approbierten Tierarzt untersucht werden.

Bei Beförderung von Wiederkäuern auf Eisenbahnen und Schiffen (§ 10 des Gesetzes) sind die Transporte beim Ein- und Ausladen an hierzu bestimmten Stationen von Sachverständigen zu untersuchen; die Ausladung der Tiere darf außer bei Notfällen nur am Bestimmungsort erfolgen; Schlachtvieh darf nicht gemeinschaftlich mit Zucht- oder Nutzvieh versandt und auch nicht in denselben Eisenbahnwagen oder auf demselben Schiffe verladen werden. Besondere Viehtransportwagen besitzt die serbische Staatseisenbahn nicht. Die zur Viehbeförderung benutzten Eisenbahnwagen werden sofort nach dem Ausladen der Tiere desinfiziert.

Hinsichtlich der Verwendung von Eisenbahnwagen zur Viehbeförderung sind in Art. 14 der Verordnung vom 1./14. Juli 1907 nähere Vorschriften erlassen.

Danach dürfen für den Viehtransport nach dem Ausland nur solche Wagen verwendet werden, die vorschriftsmäßig gereinigt und desinfiziert worden sind. Unter „desinfizieren" sind alle Arbeiten zu verstehen, die erforderlich sind, um die vorschriftsmäßige Reinigung und Desinfektion zu bewirken.

ausgeführt:

1909		1910		1911		1912	
Stück	für Frcs.	Stück	für Frcs.	Stück	für Frcs.	Stück	für Frcs.
35 309	7 009 960	35 407	7 335 648	18 140	4 910 945	4 205	973 465
20 317	1 126 167	12 794	1 079 873	9 243	686 176	2 292	113 711
112 533	1 296 575	93 639	1 300 204	82 428	1 670 517	64 580	813 208
kg		kg		kg		kg	
436 235	426 175	96 004	82 038	3 988 540	3 549 854	4 257 141	3 751 293

Leere oder beladene eigene oder fremde Eisenbahnwagen, bei denen schon äußerlich zu ersehen ist, daß sie zur Viehbeförderung bestimmt, aber nicht vorschriftsmäßig desinfiziert wurden, hat die betreffende Empfangsverwaltung, sofern sie die Annahme nicht verweigert, sofort nach Ankunft auf der Übergangsstation oder auf der besonders hierfür bestimmten Station zu desinfizieren. Wird bei einem Wagen erst bei einem neuen Einladen ermittelt, daß er bereits früher für den Viehtransport benutzt und seitdem nicht vorschriftsmäßig desinfiziert worden ist, so ist dessen Desinfizierung sofort zu bewerkstelligen.

Diejenige Bahnverwaltung, die nachträglich die in Rede stehende Desinfizierung vornimmt, hat Anspruch auf Kostenersatz usw.

Bei der Desinfektion der Wagen ist folgendermaßen zu verfahren:

1. Aus den Wagen ist alles Stroh zu entfernen, das als Streu für Vieh gedient hat; dasselbe gilt von etwa vorhandenen tierischen Ausscheidungen.

2. Fußböden und Wände sind abzukratzen und sodann die Wagen mit Besen auszufegen.

3. Nachdem dies geschehen, sind die betreffenden Wagen innen und außen mit Wasser abzuwaschen. Dabei ist besonders darauf zu achten, daß in den Ecken und Fugen oder an den äußeren Querbrettern keine Kotteile mehr haften.

4. Beim Abwaschen entstandene Wasseransammlungen sind mit dem Besen zu entfernen. Hierauf hat die Desinfektion stattzufinden, die mit Karbolsäure- oder mit Eisenvitriollösung in der Weise vorzunehmen ist, daß in diese Lösungen eine Bürste getaucht und damit Böden und Wände der Wagens bespritzt werden.

Wie die Eisenbahnwagen sind auch die Zugänge zu den Viehbuchten (Salaschen) sowie die Viehladerampen zu desinfizieren. Zu diesem Zweck ist zunächst aller Dünger zu entfernen. Sodann sind alle jene Stellen, wo sich das Vieh aufhält, mit viel Wasser abzuwaschen und mit dem Besen gründlich abzufegen. Schließlich sind diese Stellen mit einem Desinfektionsmittel in flüssigem Zustande (entweder mit Karbolsäure oder mit Eisenvitriol) zu bespritzen oder mit Karbolpulver zu bestreuen.

Der aus den Wagen entfernte Dünger, sowie der auf der Laderampe oder in den Zugängen zu den Viehbuchten entfallende Kot ist in kürzester Frist fortzuschaffen.
(Erlasse vom 18./30. Januar 1890 und vom 14./26. April 1887.)

C. Viehmarktwesen, Beaufsichtigung der Viehmärkte, der Händler- und Gastställe.

Das Viehmarktwesen ist geregelt durch das bereits erwähnte Gesetz, betreffend die Abwehr und Tilgung ansteckender Tierkrankheiten, vom $\frac{\text{30. März 1881}}{\text{12. April 1881}}$, dessen Abschnitt III nachstehende Vorschriften enthält:

Alle Viehmärkte, Tierauktionen und öffentliche Tierschauen sind einer sachverständigen Aufsicht zu unterstellen. Exportviehmärkte von hervorragender Bedeutung kann die Stadtverwaltung durch vom Staate bestellte Tierärzte überwachen lassen.

Auf sämtlichen Viehmärkten ist zur Verhütung der Ansteckungsgefahr eine entsprechende Trennung und gesonderte Aufstellung des aufgetriebenen Viehes anzuordnen. Der mit der Aufsicht betraute Sachverständige ist verpflichtet, jedes auf den Markt gebrachte Stück Vieh genau zu untersuchen, bei Feststellung oder beim Verdacht einer ansteckenden Tierkrankheit die Absonderung und Bewachung der kranken und verdächtigen Tiere an einem entfernteren, jede Berührung mit ansteckungsfähigen Tieren ausschließenden Orte zu veranlassen und der Behörde hierüber unverzüglich Anzeige zu erstatten. Die Marktordnung für Viehmärkte ist vom

Ministerium des Innern im Einvernehmen mit dem Finanzministerium und nach Anhörung der betreffenden Gemeinde zu erlassen.

Eine tierärztliche Beaufsichtigung der Händler- und Gastställe findet nur dann statt, wenn in den betreffenden Gemeinden eine Viehseuche ausgebrochen ist.

IV. Bekämpfung der Viehseuchen.

Die Bekämpfung der Viehseuchen ist geregelt durch:

1. das Gesetz, betreffend die Abwehr und Tilgung ansteckender Tierkrankheiten, vom 30. März/12. April 1881[1]);
2. das Gesetz, betreffend „die Abwehr und Tilgung der Rinderpest", vom 30. März/12. April 1881[1]);
3. das „Rundschreiben des Ministers für Volkswirtschaft, betreffend Maßnahmen gegen die Geflügelcholera", vom 26. August 1903 a. St.[2]).

A. Abwehrmaßregeln gegen die Einschleppung von Viehseuchen aus dem Auslande.

Nach den in dem vorerwähnten Gesetze, betreffend die Abwehr und Tilgung ansteckender Tierkrankheiten, enthaltenen einschlägigen Bestimmungen dürfen Haustiere, die für die anzeigepflichtigen Seuchen empfänglich sind, nur auf Grund von Gesundheitspässen eingeführt werden.

Ist der inländische Viehbestand durch eine in einem Nachbarlande ausgebrochene Viehseuche bedroht, so kann von der politischen Kreisbehörde die Einfuhr lebender und toter Tiere, durch die eine Verschleppung des Ansteckungsstoffes möglich ist, entweder entlang der Grenze des ganzen Verwaltungsgebietes, oder für bestimmte Grenzstrecken verboten, oder nur über bestimmte Eintrittsorte und unter Beschränkungen gestattet werden, welche die Gefahr einer Einschleppung ausschließen.

Diese Verkehrsbeschränkungen können erforderlichenfalls auch auf die Einfuhr von rohem Fleische und sonstigen tierischen Rohstoffen, Dünger, Rauhfutter, Streumaterial und allen Gegenständen, die Träger des Ansteckungsstoffs sein können, ausgedehnt werden. Nach Maßgabe der besonderen Umstände des Falles kann die Grenzabsperrung mit militärischen Kräften verfügt werden.

Gewinnt die Seuche im Nachbarlande innerhalb einer Entfernung von 20 km von der Grenze eine bedrohliche Ausdehnung, so kann von der Kreispräfektur für die in Betracht kommenden serbischen Grenzbezirke eine Revision des vorhandenen Viehbestandes und eine ständige Kontrolle des Gesundheitszustandes, sowie des Zu- und Abgangs der durch die Seuche gefährdeten Tiere angeordnet werden.

Das Gesetz, betreffend die Abwehr und Tilgung der Rinderpest, schreibt nachstehende Maßregeln vor gegen die Einschleppung der Rinderpest aus dem Auslande.

---

[1]) Beide veröffentlicht in der Druckschrift: „Die Sanitätsgesetze in Serbien". Amtliche Ausgabe. Belgrad.

[2]) Veröffentl. des Kaiserl. Gesundheitsamts 1904, S. 132.

Tritt die Rinderpest in einem an Serbien angrenzenden oder mit Serbien in unmittelbarem Verkehre stehenden Lande auf, so dürfen aus den verseuchten Gegenden nicht eingeführt werden:

lebende und tote Rinder und andere Wiederkäuer, alle von Wiederkäuern stammenden tierischen Teile, Abfälle, Rohstoffe weder in frischem noch in getrocknetem Zustande — ausgenommen Molkereiprodukte, ausgeschmolzener Talg und gewaschene oder kalzinierte und in Säcken oder Ballen verpackte Schafwolle —; Rauhfutter, Stroh und anderes Streumaterial sowie Dünger; gebrauchte Stallgeräte und Anspanngeschirre, für den Handel bestimmte getragene Kleider, derartiges Schuhwerk und Hadern (Lumpen).

Heu, Stroh und anderes als Verpackungsmittel benutztes Streumaterial ist am Bestimmungsorte der Ware sofort nach der Ankunft zu vernichten.

Als verseuchte Gegend gilt die Umgebung des Seuchenortes im Umkreise von 26 km.

Aus nicht verseuchten Gegenden kann von der Kreisbehörde des angrenzenden Kreises die Ein- und Durchfuhr der genannten Tiere und Gegenstände, deren Einfuhr aus verseuchten Gegenden verboten ist, unter folgenden Bedingungen gestattet werden:

1. Die Einbringung darf nur über besonders zu bestimmende Orte erfolgen.

2. Es ist am Einfuhrorte eine amtliche Bescheinigung beizubringen, daß die Tiere aus einer nicht verseuchten Gegend kommen, und der Transport durch seuchenfreie Gegenden ging.

3. Durch amtstierärztliche Untersuchung ist dies Gesundsein der Tiere sicherzustellen.

4. Für die genannten Gegenstände muß der amtliche Nachweis erbracht werden, daß sie aus seuchenfreien Gegenden stammen und in nicht verseuchten Orten gelagert haben.

Tritt die Rinderpest in nicht über 40 km von der Grenze entfernten Orten oder überhaupt in bedrohlicher Weise auf, so ist von der Kreisbehörde des angrenzenden serbischen Verwaltungsgebiets die Ein- und Durchfuhr der oben genannten Tiere und Gegenstände über die gefährdete Grenze überhaupt zu verbieten und Grenzsperre, erforderlichenfalls unter Aufstellung militärischer Kordons, zu verfügen.

Die Kreisbehörde kann aber in diesen Fällen Eisenbahn- und Schiffstransporte aus nicht verseuchten Gegenden unter den Bedingungen unter 1 bis 4 zulassen. Es sind dies Transporte von Schlachtvieh nach Orten mit öffentlichen, mit dem Schienenwege oder dem Schiffslandungsplatze unmittelbar in Verbindung stehenden Schlachthäusern und Transporte von vollkommen trockenen Häuten, Knochen, Hörnern, Haarspitzen und Klauen, gesalzenen und getrockneten Rinderdärmen, Saitlingen, ungeschmolzenem Talg in Fässern und Wannen, Kuhhaaren, Schweinsborsten, Schafwolle und Ziegenhaaren, insofern letztere Gegenstände in Säcke und Ballen verpackt sind. Die Erlaubnis der Durchfuhr ist an die Beibringung des Nachweises gebunden, daß an der Grenze des Bestimmungslandes der Übertritt nicht beanstandet wird.

Die Grenzsperre hat zur Folge, daß Personen, von denen bekannt oder anzunehmen ist, daß sie in verseuchten Orten gewesen sind oder mit lebenden bezw.
toten Rindern und anderen Wiederkäuern usw. in Berührung waren, vor ihrer Zulassung in Serbien sich, ihre Effekten und etwa benutztes Fuhrwerk einer Desinfektion
zu unterziehen haben.

Beim Herannahen der Seuche auf weniger als 20 km Entfernung von der Grenze
sind die Ortschaften der bedrohten Grenzbezirke in Seuchenbezirke zusammenzufassen,
und daselbst die hierfür geltenden Vorschriften in Anwendung zu bringen. Für diese
Fälle haben die Bezirksbehörden in den beteiligten Grenzbezirken eine Untersuchung der
vorhandenen Wiederkäuer vornehmen zu lassen und für eine ständige Überwachung des
Gesundheitszustandes sowie des Zu- und Abgangs derselben (Viehregister) Sorge zu tragen.

Die Ein- und Durchfuhr von Rindern aus Ländern, von denen wegen
häufig vorkommender Verseuchung eine Einschleppung der Rinderpest in be-
sonderem Maße droht, ist verboten. Die Ein- und Durchfuhr von Schafen und Ziegen
kann unter den für die Einfuhr aus nicht verseuchten Gegenden verseuchter Länder
vorgesehenen Bedingungen von der Kreisbehörde gestattet werden, solange die Seuche
nicht innerhalb 80 km von der Grenze herrscht, oder ihre Verbreitung in dem betreffenden Ausland die Einfuhr nicht als unzulässig erscheinen läßt. Unter denselben
Bedingungen kann auch die Ein- und Durchfuhr von trockenen Häuten, Knochen,
Hörnern, Haarspitzen und Klauen, gesalzenen und getrockneten Rinderdärmen, Saitlingen, ungeschmolzenem Talg in Fässern und Wannen, Kuhhaaren, Schweinsborsten,
Schafwolle und Ziegenhaaren — letztere Gegenstände in Säcke und Ballen verpackt —
gestattet werden. Übrigens kann für diese Gegenstände eine Desinfektion an der
Grenze vorgeschrieben werden. Die Transporte der bezeichneten Tiere und Gegen-
stände sollen möglichst auf der Eisenbahn oder auf dem Wasserwege erfolgen.

Tierische Teile in frischem Zustande sind von der Ein- und Durchfuhr ausgeschlossen.

Gewaschene und kalzinierte Wolle, Molkereiprodukte und ausgeschmolzener Talg
unterliegen bezüglich ihrer Ein- und Durchfuhr keinen Beschränkungen. Zur Einfuhr
von Rauhfutter, Stroh und anderen Streumaterialien, Dünger, gebrauchten Stallgeräten,
Anspanngeschirren, für den Handel bestimmten Kleidern und derartiges Schuhwerk ist die besondere Bewilligung der Kreisbehörde erforderlich.

Zur Verhinderung des Schmuggels mit Rindvieh ist diesen Ländern gegenüber
die Grenze beständig in verschärftem Maße, nötigenfalls unter Heranziehung von
Militär, zu überwachen.

In den angrenzenden serbischen Gebieten ist innerhalb einer 30 km breiten Zone
durch die beamteten Tierärzte unter Mitwirkung entlohnter und beeidigter Viehrevi-
soren für die Gemeinden ein Kataster des Rindviehbestandes anzulegen. Der Kataster
muß von den Revisoren ständig in Ordnung gehalten, und seine Führung von den
Polizeiorganen überwacht werden.

Innerhalb des Grenzgebietes muß jedes Stück Rindvieh mit einem Brandzeichen
versehen und beim Abtrieb aus seinem Standorte durch einen Viehpaß gedeckt sein.
Die Gemeinden sind zur Mitwirkung bei dieser Maßregel verpflichtet.

Die Eisenbahnverwaltung darf innerhalb der genannten Zone Wiederkäuer zur Weiterbeförderung nur auf bestimmten Eisenbahnstationen und lediglich auf Grund vorschriftsmäßig ausgestellter Viehpässe übernehmen.

Gemäß Rundschreiben des Ministers für Volkswirtschaft, betreffend Maßnahmen gegen die Geflügelcholera, vom 26. August 1903 a. St. darf die Ein- und Durchfuhr von lebendem Geflügel nach Serbien nur über die Einbruchstationen an der Grenze stattfinden. Das Geflügel ist an jeder Einbruchstation von dem Staatstierarzt zu untersuchen. Sollte bei einem Transporte festgestellt werden, daß einzelne Tiere an der Seuche erkrankt oder verendet sind, so ist der ganze Transport zurückzuweisen. Die Einbruchstation hat das Volkswirtschaftsministerium hiervon sofort telegraphisch zu verständigen und nachher das Protokoll mit den näheren Angaben über den Transport, sowie über die Ursache der Zurückweisung vorzulegen.

Aus dem Ausland anlangendes Geflügel darf nur in Gegenwart des Kreistierarztes ausgeladen werden, von dem es zu untersuchen ist. Die weitere Behandlung des Transports hängt von dem Ergebnis der Untersuchung ab.

B. Bekämpfung der Viehseuchen im Inlande.

a) Allgemeines.

1. Anzeigepflichtige Seuchen. Obliegenheiten der ausführenden Behörden.

Das Gesetz, betreffend die Abwehr und Tilgung ansteckender Tierkrankheiten, vom 30. März/12. April 1881 bezweckt den Schutz des inländischen Viehbestandes gegen Viehseuchen überhaupt und insbesondere gegen:

1. die Maul- und Klauenseuche der Rinder, Schafe, Ziegen und Schweine;
2. den Milzbrand der landwirtschaftlichen Haustiere;
3. die Lungenseuche der Rinder;
4. den Rotz der Pferde, Esel und Maultiere;
5. die Pockenseuche der Schafe;
6. die Beschälseuche der Zuchtpferde und den Bläschenausschlag der Pferde und Rinder;
7. die Räude der Pferde und Schafe;
8. die Wutkrankheit der Hunde und übrigen Haustiere.

Bei dem Ausbruch anderer als der vorgenannten ansteckenden Tierkrankheiten bleibt es dem Ministerium für Volkswirtschaft im Einverständnis mit dem Finanzministerium vorbehalten, unter Berücksichtigung der Bestimmungen des Viehseuchengesetzes die erforderlichen Maßregeln zu treffen (§ 1).

Die Handhabung der gesetzlichen Bestimmungen über Viehseuchen ist, sofern in diesen Bestimmungen keine besondere Anordnung getroffen ist, Sache der Polizeibehörden, und zwar in erster Instanz der Bezirkshauptmannschaften unter gesetzmäßiger Mitwirkung der Gemeinden, dann der Organe der Sanitätsverwaltung und wird vom Ministerium für Volkswirtschaft oder dem Finanzministerium geleitet und überwacht. Zur Ausführung der Bestimmungen sind die beamteten Tierärzte heranzuziehen. Im Falle der Verhinderung oder des Abganges beamteter Tierärzte können von der

Polizeibehörde andere approbierte Tierärzte und, insofern solche nicht zur Verfügung stehen, die Kreis- und Bezirksärzte zu den Amtshandlungen der beamteten Tierärzte mit den Befugnissen und Obliegenheiten der letzteren verwendet werden.

Bezüglich der Pferde, Trag- und Provianttiere, die Eigentum der Militärverwaltung sind, bleibt die Ermittelung und Tilgung der Seuchen den Militärbehörden, in den Staatsgestüten den Gestütskommandanten überlassen. Die Militärbehörden, sowie die Gestütskommandanten sind jedoch verpflichtet, die betreffende Bezirksbehörde von dem Auftreten eines jeden Seuchenfalles und von den getroffenen Maßregeln unverweilt zu verständigen und über den Verlauf der Seuche in Kenntnis zu erhalten, ferner bei Durchführung derjenigen Maßnahmen, die von der Bezirksbehörde mit Rücksicht auf die Gefahr der Weiterverbreitung der Seuche für notwendig erkannt werden, mitzuwirken. Andererseits ist die Bezirksbehörde verpflichtet, sobald sie von einem Seuchenverdacht bei den in Beschälstationen oder in der Privatmiete oder Privatpflege befindlichen dem Staate gehörigen Hengsten Kenntnis erlangt, hiervon das Gestütskommando wegen der zu treffenden Verfügungen zu verständigen (§ 2).

Treten bei einer ansteckenden Tierkrankheit Verhältnisse ein, die das unmittelbare Eingreifen der Kreispolizeibehörde oder des Ministeriums erfordern oder eine Ausdehnung der von den Bezirksbehörden getroffenen Verfügungen notwendig machen, so haben diese das Geeignete zu veranlassen. Die Ministerien haben insbesondere dafür Sorge zu tragen, daß Verfügungen gegen die Weiterverbreitung von Tierseuchen, die von allgemeiner Bedeutung sind, öffentlich bekannt gemacht werden.

Den Ministerien bleiben auch jene Anordnungen vorbehalten, die sich durch besondere internationale Verhältnisse als notwendig herausstellen (§ 3).

2. Anzeigepflicht. Sperrmaßnahmen. Impfung, Tötung und unschädliche Beseitigung.

Haustiere, die mit einer leicht übertragbaren Krankheit behaftet oder derselben, wenn auch nur infolge gleichen Standortes oder gemeinsamer Wartung, verdächtig sind, dürfen nicht in den Verkehr gebracht werden (§ 7).

Personen, die beruflich mit fremdem Vieh und Tierkadavern oder mit tierischen Abfällen zu tun haben, müssen sich sorgfältig reinigen und beim Betreten von Gehöften und Stallungen vorsichtig sein. In verseuchten Gehöften oder in Orten, über welche die Sperre verhängt wurde, ist das Übernachten von fremden Personen in Stallungen verboten (§ 14).

Wer an einem ihm gehörigen oder seiner Aufsicht anvertrauten Tiere eine der im § 1 genannten Krankheiten wahrnimmt oder den Verdacht einer Erkrankung hegt, hat hiervon unverzüglich dem Gemeindevorsteher Anzeige zu erstatten und das Tier von Orten, wo für andere Tiere die Gefahr der Ansteckung besteht, fernzuhalten.

Diese Verpflichtung tritt auch dann ein, wenn unter den Tieren eines Stalles oder einer Herde innerhalb 8 Tagen ein zweiter Fall einer innerlichen Erkrankung unter den gleichen Erscheinungen vorkommt.

Auf dem Verordnungswege kann bestimmt werden, daß zum Zwecke einer möglichst schnellen Mitteilung an den Gemeindevorsteher in größeren Gemeinden die

Anzeige an die zur Besorgung der ortspolizeilichen Geschäfte bestimmten Organe des Gemeindevorstandes zu erstatten ist.

Bei Viehtransporten zu Lande ist die Anzeige an den Vorsteher der nächstgelegenen Gemeinde zu erstatten. Der Gemeindevorsteher hat, sobald er von dem Ausbruch einer Seuche oder von einem verdächtigen Erkrankungs- oder Todesfall eines Tieres auf irgend eine Weise Kenntnis erlangt, und sofern im letzteren Falle der Verdacht nicht durch die sachverständige Ermittlung eines approbierten Tierarztes vollkommen behoben wird, unverweilt an die Bezirkshauptmannschaft Anzeige zu erstatten (§ 15).

Die Pflicht sofortiger Anzeige liegt auch den Tierärzten, den Vieh- und Fleischbeschauern, sowie den Wagenmeistern ob für jeden Fall einer ansteckenden Tierkrankheit oder des Verdachts einer solchen, von dem sie in Ausübung ihres Berufs Kenntnis erlangen.

Die Tierärzte haben die Anzeige an die Bezirkshauptmannschaft und an den Gemeindevorsteher zu machen. Im übrigen ist jedermann, der von derartigen Erkrankungsfällen Kenntnis bekommt, berechtigt, Anzeige zu erstatten. Die Gendarmen und Panduren sind hierzu berufen (§ 16).

Der Gemeindevorsteher hat gleichzeitig mit der Erstattung der Anzeige an die Bezirkshauptmannschaft, wenn möglich unter Beiziehung eines approbierten Tierarztes, wegen Absonderung der Tiere vorläufig die nötigen Vorkehrungen zu treffen und die Stallsperre zu verfügen (§ 17).

Die Bezirksbehörde hat nach Eingang der Anzeige von dem Ausbruch oder dem Verdacht einer ansteckenden Tierkrankheit ohne Verzug von der Kreisbehörde den Kreistierarzt zu verlangen und diesen an Ort und Stelle abzuordnen. Der Kreistierarzt bildet mit dem Gemeindevorsteher zusammen die Seuchenkommission und hat über die Art, Ausbreitung und Ursache der Krankheit Erhebungen anzustellen, die auf Grund des Gesetzes und der Vollzugsvorschrift zu treffenden Maßregeln anzuordnen und deren Durchführung einzuleiten. Erforderlichenfalls kann die Bezirksbehörde zur Leitung der Seuchenkommission nebst dem Kreistierarzt auch ein anderes Organ abordnen. Dem Besitzer des seuchenverdächtigen Tieres bleibt es unbenommen, zu den Erhebungen der Seuchenkommission auch seinerseits einen approbierten Tierarzt zuzuziehen. Werden über die Richtigkeit der Erhebungen des beamteten Tierarztes der Seuchenkommission begründete Einwendungen vorgebracht, so ist hierüber auf dem kürzesten Wege an das Ministerium für Volkswirtschaft zu berichten, von dem das Weitere verfügt werden wird. Die Durchführung der durch die Umstände gebotenen Schutzmaßregeln darf dadurch jedoch keinen Aufschub erleiden .(§ 18).

Liegt der Verdacht einer ansteckenden Tierkrankheit vor, so sind die notwendigen Schutzmaßregeln einzuleiten. Spätestens binnen 8 Tagen ist die tierärztliche Untersuchung zu wiederholen. Stellt sich hierbei der Verdacht als unbegründet heraus, so sind die eingeleiteten Schutzmaßregeln aufzuheben. Im Bedarfsfalle kann mit der Ermächtigung der Bezirksbehörde zur Sicherung der Diagnose die Tötung eines verdächtigen Tieres angeordnet werden (§ 19).

Im Falle der Seuchengefahr und für deren Dauer können außer den im Gesetze bezüglich der einzelnen Viehseuchen erlassenen besonderen Vorschriften je nach Lage des Falles und nach der Größe der Gefahr, unter Berücksichtigung der beteiligten Verkehrsinteressen, nachfolgende Maßregeln angeordnet werden:

1. Die Absonderung, Bewachung oder polizeiliche Beobachtung der an der Seuche erkrankten und ihr verdächtigen Tiere. Als verdächtig werden alle Tiere angesehen, die durch Berührung mit kranken Tieren oder deren Ansteckungsstoffen der Möglichkeit der Ansteckung ausgesetzt gewesen sind, selbst wenn sie keine Krankheitserscheinungen zeigen.

2. Beschränkungen in dem Verkehr mit kranken und verdächtigen und durch die Krankheit gefährdeten oder mit solchen Tieren, die Träger des Ansteckungsstoffs sein können, ferner in der Art der Verwendung und Verwertung kranker und verdächtiger Tiere, der von ihnen stammenden Rohstoffe und der bei den Tieren benutzten Gegenstände, insbesondere: Die Einstellung des Weitertriebs sowie die Absperrung von auf dem Triebe erkrankten und seuchenverdächtigen Tieren.

Die Stallsperre. Die Tiere dürfen die ihnen zugewiesene Räumlichkeit (Stall, Standort, Hofraum, Gehöft, abgesonderten Weideplatz usw.) nicht verlassen und überhaupt mit anderen durch die Krankheit gefährdeten Tieren nicht in Verkehr gebracht werden. Die Stallsperre hat nach Erfordernis auch die Absonderung aller mit den kranken Tieren in Berührung gekommenen Gegenstände (Stallgeräte, Futter, Dünger und dergl.) im Gefolge.

Die Weidesperre. Es wird entweder der Weidegang überhaupt oder, im Falle der Notwendigkeit des Weidegangs, der gemeinschaftliche Weidegang von Tieren aus verschiedenen Stallungen sowie die gemeinschaftliche Benutzung der dahinführenden Wege und Straßen verboten.

Das Verbot der gemeinschaftlichen Benutzung von Brunnen, Tränken, Schwemmen und dergl.

Das Verbot des freien Umherlaufens von Hunden und kleinen Haustieren.

Die Orts- und Flursperre. Ihre Verhängung kann nur mit Bewilligung der Bezirksbehörde erfolgen.

3. Das Verbot der Abhaltung von Vieh- und Pferdemärkten, Viehauktionen und Tierschauen in dem Seuchenorte und in dessen nächster Umgebung oder die Ausschließung einzelner bestimmter Tiergattungen von dem Auftriebe auf Märkte, Auktionen und Tierschauen.

4. Die Impfung der der Ansteckungsgefahr ausgesetzten Tiere, jedoch nur in den gesetzlich vorgesehenen Fällen und unter Aufsicht des beamteten Tierarztes.

5. Die Tötung seuchenkranker und verdächtiger Tiere in den im Gesetz ausdrücklich namhaft gemachten Fällen.

6. Die unschädliche Beseitigung der an einer Seuche gefallenen oder wegen dieser getöteten Tiere, sowie solcher Teile der Tiere, die zur Verschleppung des Ansteckungsstoffes geeignet sind, ferner des Düngers, der Streu, der Produkte und Abfälle seuchenkranker und verdächtiger Tiere. Unter Einhaltung der bezüglichen gesetzlichen Bestimmungen kann die Beseitigung toter Tiere auf thermischem oder

chemischem Wege oder auch durch ausreichend tiefes Vergraben erfolgen. Trifft die Gemeinde keine geeignete Vorsorge wegen der Verscharrungsplätze, so ist, nötigenfalls unter Einleitung der Zwangsenteignung, ein hierzu geeigneter Platz auf Kosten der Gemeinde zu beschaffen.

Kann in einem Gemeindegebiet ein geeigneter Verscharrungsplatz nicht ausfindig gemacht werden, so ist die Überführung der Kadaver usw. in die nächste Wasenmeisterei oder, wenn dies nicht zulässig ist, auf einen anderwärts zu ermittelnden Verscharrungsplatz unter den von der Bezirksbehörde anzuordnenden Vorsichtsmaßregeln gestattet.

7. Die Desinfektion der von den seuchenkranken und verdächtigen Tieren benutzten Ställe und Standorte, der mit ihnen oder ihren Ansteckungsstoffen in Berührung gekommenen Gerätschaften und sonstigen Gegenstände, insbesondere auch der Kleidungsstücke von Personen, die mit den kranken Tieren in Berührung gekommen sind. Die Durchführung der Desinfektion der Ställe und Standorte, Gerätschaften und Gegenstände hat unter Aufsicht und Leitung des abgeordneten Tierarztes zu geschehen. Erforderlichenfalls kann auch die Desinfektion der mit seuchenkranken Tieren in nähere Berührung gekommenen Personen angeordnet werden (§ 20).

3. Weitere Maßnahmen.

Für die Durchführung der angeordneten örtlichen Maßregeln ist die Gemeindebehörde des Seuchenortes verantwortlich und hierin von der Bezirksbehörde zu überwachen (§ 21).

Sobald der Ausbruch einer ansteckenden Krankheit festgestellt ist, hat die Bezirksbehörde den an den Seuchenort angrenzenden Gemeinden und den nächstliegenden Bezirksbehörden hiervon unverzüglich Mitteilung zu machen und darüber auch der Kreispräfektur zu berichten. Die letztere hat nach Maßgabe der Gefahr die benachbarten Kreispräfekturen von dem Seuchenausbruche und den verfügten Absperrungsmaßregeln in Kenntnis zu setzen und hierüber dem Ministerium für Volkswirtschaft Anzeige zu erstatten (§ 22).

Während der Dauer einer ansteckenden Tierkrankheit hat die Kreispräfektur den Kreistierarzt in angemessenen Zwischenräumen zur Nachschau in den Seuchenort zu entsenden (§ 23).

Die Heilung kranker Tiere bleibt, sofern eine tierärztliche Behandlung überhaupt zulässig ist, dem Ermessen des Eigentümers überlassen. Für Fälle, in denen nach den Bestimmungen des Gesetzes die tierärztliche Behandlung kranker Tiere erfolgen muß, diese aber von dem Eigentümer vernachlässigt oder unterlassen wird, hat die Bezirksbehörde, wenn hieraus eine Gefährdung des Viehstandes anderer zu besorgen ist, die tierärztliche Behandlung der kranken Tiere auf Kosten des Eigentümers zu veranlassen. Das Heilungsverfahren ist vom beamteten Tierarzt zu beaufsichtigen (§ 24).

4. Aufhebung der Maßregeln.

Die zur Tilgung einer ansteckenden Krankheit getroffenen veterinärpolizeilichen Maßregeln werden aufgehoben, wenn die Krankheit amtlich für erloschen erklärt wird.

Dies darf erst dann geschehen, wenn kein seuchenkrankes Tier in dem betreffenden Hofe oder Orte mehr vorhanden, das Desinfektionsverfahren durchgeführt und der gesetzlich bestimmte Zeitraum seit der Genesung, Tötung oder dem Tode des letzten kranken Tieres verstrichen ist (§ 25).

b) Besondere Maßregeln zur Bekämpfung der einzelnen Seuchen.

1. Maul- und Klauenseuche.

Nachdem das Land seit 1906 frei von Maul- und Klauenseuche gewesen war, ist die Seuche im Jahre 1910 in allen Departements ausgebrochen. Insgesamt waren während des Jahres 1910 an Maul- und Klauenseuche erkrankt: 81 263 Rinder, 70 027 Schafe, 5656 Ziegen und 31 554 Schweine.

Bei Verbreitung der Maul- und Klauenseuche über einen größeren Landstrich kann der Minister für Volkswirtschaft den Verkehr mit Rindern, Schafen, Ziegen und Schweinen von und nach dem verseuchten Landstrich, unter Gestattung des Verkehrs innerhalb des Landstrichs, untersagen.

Die Verwendung und der Verkauf der Milch kranker Tiere in ungekochtem Zustande ist verboten.

Die Zulässigkeit der Schlachtung der kranken Tiere zum Zweck des Fleischgenusses hängt von dem Gutachten des Tierarztes ab (§ 26).

2. Milzbrand.

Über das Vorkommen des Milzbrandes unter den Haustieren in den 5 Jahren 1906 bis 1910 gibt nachstehende Tabelle Auskunft:

Jahre	Gesamtzahl der erkrankten					Anzahl der betroffenen Gemeinden
	Pferde	Rinder	Schafe	Ziegen	Schweine	
1906	4	98	1	—	—	41
1907	7	70	28	—	—	28
1908	10	57	—	—	—	23
1909	4	56	3	—	1	21
1910	7	42	8	5	—	27

Tiere, die nach dem Gutachten des abgeordneten Tierarztes als milzbrandkrank oder -verdächtig anzusehen sind, dürfen zum Zweck des Fleischgenusses und der Verwertung sonstiger Bestandteile nicht geschlachtet werden.

Die Verwertung und der Verkauf einzelner Teile, der Milch und sonstiger Produkte von milzbrandkranken und -verdächtigen Tieren ist verboten. Blutige Operationen an solchen Tieren, sowie die Öffnung des Kadavers dürfen nur von approbierten Tierärzten vorgenommen werden.

Die Kadaver der an Milzbrand gefallenen oder deshalb getöteten Tiere dürfen nicht abgeledert werden und sind auf eine möglichst schnelle Art unschädlich zu beseitigen.

Die Schlachtung noch gesund erscheinender unverdächtiger Tiere eines verseuchten Gehöftes zum Zwecke des Fleischgenusses darf nur mit Beistimmung und unter der Aufsicht eines approbierten Tierarztes und nur im Seuchenorte stattfinden (§ 27).

3. Lungenseuche.

Die Lungenseuche ist in Serbien bisher nicht festgestellt worden und angeblich ganz unbekannt.

Bei etwaigem Auftreten dieser Seuche kommen nachstehende Maßnahmen in Betracht.

Der Abtrieb noch vollkommen gesunder Rinder aus gesperrten Ställen und Ortschaften zur Schlachtung kann auf Grund des Gutachtens des Amtstierarztes und unter entsprechenden Vorsichtsmaßnahmen von der Polizeibehörde gestattet werden.

Fleisch von geschlachteten kranken Rindern darf nur im Seuchenorte auf Grund des tierärztlichen Befundes zum Genusse zugelassen werden. Die Lungen solcher Tiere sind jedoch unschädlich zu beseitigen. Die Kadaver der an Lungenseuche gefallenen sowie der zum Genuß nicht geeigneten geschlachteten kranken Tiere sind gleichfalls unschädlich zu beseitigen.

Das Fleisch der wegen des Verdachts der Lungenseuche geschlachteten und nach der Schlachtung gesund befundenen Rinder darf genossen werden.

Die Häute umgestandener oder geschlachteter kranker Rinder sind zu desinfizieren.

Werden der Lungenseuche verdächtige Tiere in verbotswidriger Verwendung oder außerhalb der ihnen angewiesenen Räumlichkeiten oder an Orten, zu denen der Zutritt für sie verboten ist, betroffen, so kann, wenn eine Gefahr der Weiterverbreitung der Seuche durch das betroffene Vieh vorhanden ist, seine sofortige Tötung von der Bezirksbehörde, unter besonders bedenklichen Umständen auch von der Ortsbehörde, angeordnet werden (§ 28).

4. Rotz.

Unter den Pferden Serbiens ist der Rotz zwar nicht stark verbreitet, er kommt aber immerhin in einzelnen Fällen vor und hat in den letzten Jahren nicht unerheblich zugenommen.

Es waren an Rotz erkrankt in den Jahren:

1906	2 Pferde in 1 Gemeinde,
1907	— „ „ — „ ,
1908	1 „ „ 1 „ ,
1909	14 „ „ 3 „ ,
1910	33 „ „ 2 „ ,

Rotzkranke Pferde sind ohne Verzug zu töten. Liegt nur Rotzverdacht vor, so sind die Tiere abzusondern, unter Stallsperre zu halten und durch die Behörde zu beaufsichtigen. Sie dürfen nur durch einen approbierten Tierarzt behandelt werden. Dauert der verdächtige Zustand über 6 Wochen, so hat der Eigentümer des Tieres die weiteren Kosten der behördlichen Überwachung zu tragen. Kann oder will sich dieser hierzu nicht herbeilassen, so ist das Tier zu töten.

Tiere, die mit rotzkranken oder mit rotzverdächtigen Tieren in derselben Räumlichkeit untergebracht oder überhaupt in solcher Berührung waren, daß hierdurch eine Ansteckung erfolgt sein konnte, sind 2 Monate lang in besonderen Räumen unter tierärztlicher Beobachtung zu halten und dürfen erst nach Ablauf dieser Zeit, wenn sie sich als gesund erweisen, zum freien Verkehre zugelassen werden. Die Bezirksbehörde kann die Benutzung solcher Tiere innerhalb der Ortsgemarkung unter angemessener Vorsicht gestatten, solange sie gesund sind.

Die Bezirksbehörde kann auch die Tötung rotzverdächtiger Tiere anordnen: wenn das Vorhandensein der Krankheit von dem beamteten Tierarzt auf Grund der erhobenen Umstände oder der vorliegenden Anzeichen für wahrscheinlich erklärt wird, oder wenn unter den obwaltenden Umständen durch anderweitige, diesem Gesetz entsprechende Maßregeln ein wirksamer Schutz gegen die Weiterverbreitung der Krankheit nicht erreicht werden kann.

Werden der Absperrung unterworfene rotzverdächtige Tiere in verbotswidriger Benutzung oder außerhalb der ihnen angewiesenen Räumlichkeit oder an Orten, zu denen der Zutritt für sie verboten ist, betroffen, so kann die Ortsbehörde ihre sofortige Tötung anordnen.

Die Kadaver gefallener oder getöteter rotzkranker Tiere sind mit Haut und Haar unschädlich zu beseitigen (§ 29).

<h3 align="center">5. Pockenseuche.</h3>

Nach mehrjähriger Pause ist die Pockenseuche der Schafe 1907 wieder aufgetreten. Es waren in diesem Jahre 90 Schafe in 1 Gemeinde daran erkrankt. Im Jahre 1908 erkrankten in 3 Gemeinden 408, im Jahre 1909 in 1 Gemeinde 69 und im Jahre 1910 in 37 Gemeinden 8177 Schafe an den Pocken.

Ist die Absonderung und Absperrung der kranken Tiere von den gesunden nicht durchführbar, oder hat die Krankheit unter der Hand eine größere Verbreitung erlangt, so ist die Notimpfung der noch seuchenfreien Stücke auszuführen.

Besteht die Gefahr der Verschleppung des Ansteckungsstoffs in benachbarte Herden, so kann von der Bezirksbehörde die Impfung der von der Seuche bedrohten Herden angeordnet werden.

Der Eigentümer einer Schafherde darf deren Schutzimpfung nur mit Einwilligung der Bezirksbehörde vornehmen lassen.

Die geimpften Schafe sind rücksichtlich der veterinärpolizeilichen Maßregeln wie die pockenkranken zu behandeln.

Das Schlachten pockenkranker Schafe zum Zwecke des Fleischgenusses ist verboten (§ 30).

<h3 align="center">6. Beschälseuche und Bläschenausschlag.</h3>

Bläschenausschlag ist im Jahre 1910 bei 2 Pferden in 2 Gemeinden vorgekommen.

Pferde, die an der Beschälseuche leiden, dürfen zum Belegen nicht zugelassen werden.

Stuten, die mit der Seuche behaftet waren, sind selbst dann, wenn sie wieder hergestellt erscheinen, bleibend von der Nachzucht ausgeschlossen und deshalb zur Kenntlichmachung an der linken Halsseite mit einem Brandzeichen zu versehen,

Beschälhengste, von denen erwiesenermaßen Stuten angesteckt worden sind, oder bei denen sich das Vorhandensein von Beschälseuche bestimmt nachweisen läßt, oder welche Stuten gedeckt haben, die zur Zeit des Belegens schon krank waren, sind zu kastrieren.

Tritt die Beschälseuche in größerer Verbreitung auf, so ist vom Minister für Volkswirtschaft nach Maßgabe der Verhältnisse entweder das Belegen durch Landes- oder Privatbeschäler einzustellen, oder die Zulassung der Pferde zum Belegen von einer vorausgegangenen Untersuchung durch den Amtstierarzt abhängig zu machen.

In Bezirken, in denen die Beschälseuche geherrscht hat, ist vor Beginn der Deckzeit des folgenden Jahres eine tierärztliche Revision des Gesundheitszustandes sämtlicher Zuchtpferde zu veranlassen, und es dürfen nur jene Pferde zum Decken zugelassen werden, die hierbei vollkommen gesund befunden worden sind.

Pferde und Rinder, die mit dem Bläschenausschlag an den Geschlechtsteilen behaftet sind, müssen für die Zeit der Krankheit vom Decken ausgeschlossen werden (§ 31).

7. Räude.

Von Räude waren befallen in den Jahren:

1906	. . . . . .	12 Pferde	in	4	Gemeinden,	
1907	. . . . . .	3 „	„	2	„	,
1908	. . . . . .	5 „	„	3	„	,
1909	. . . . . .	— —	—	—	,	
1910	. . . . . .	29 „	„	4	„	.

Räudekranke Pferde sind der tierärztlichen Behandlung zu unterziehen.

In hohem Grade räudige, vom Tierarzt als unheilbar erklärte Pferde sind zu töten.

Pferde, die mit räudigen Pferden derartig in Berührung gekommen sind, daß hierdurch eine Übertragung der Krankheit erfolgt sein kann, sind 4 Wochen lang unter tierärztliche Beobachtung zu stellen. Die Bezirksbehörde kann die Benutzung solcher Tiere innerhalb der Ortsgemarkung unter der nötigen Vorsicht gestatten, solange sie gesund sind (§ 32).

Räudekranke Schafe sind, wenn der Eigentümer nicht ihre Tötung vorzieht, der tierärztlichen Behandlung zu unterwerfen (§ 33).

8. Tollwut.

Die Tollwut tritt alljährlich bei verschiedenen Haustieren, insbesondere bei Hunden auf. Die Gesamtzahl der an der Seuche erkrankten Tiere belief sich in den Jahren:

1906 auf 36 Hunde, 3 Rinder, 6 Schafe, 1 Esel in 33 Gemeinden,
1907 auf 59 Hunde, 1 Pferd, 15 Rinder, 4 Schweine in 47 Gemeinden,
1908 auf 67 Hunde, 1 Katze, 1 Pferd, 6 Rinder in 53 Gemeinden,
1909 auf 52 Hunde, 2 Katzen, 1 Pferd, 4 Rinder, 2 Schweine in 46 Gemeinden,
1910 auf 54 Hunde, 4 Rinder, 1 Schaf, 4 Schweine in 31 Gemeinden.

Jedermann ist verpflichtet, ein ihm gehöriges oder anvertrautes Tier, an dem Kennzeichen der Wut oder auch nur solche wahrzunehmen sind, die den Wutausbruch besorgen lassen, sofort durch Tötung oder Absonderung ungefährlich zu machen und zugleich einem approbierten Tierarzt oder der Ortsbehörde Anzeige zu erstatten.

Tiere mit Erscheinungen, die vermuten lassen, daß die Wut ausbrechen könnte, sind für den Fall, daß sie vollkommen sicher verwahrt werden können, und der Eigentümer deren Tötung nicht vorzieht, tierärztlich zu beobachten.

Frei umherlaufende und nicht vollkommen sicher zu verwahrende Tiere dieser Art sind zu töten.

Ohne Ausnahme zu töten sind auch die Tiere, bei denen die Wut ausgebrochen ist, ebenso alle Hunde und Katzen, die mit wutkranken Tieren in Berührung gekommen sind.

Von einem wütenden Tier gebissene und andere Haustiere sind, wenn der Eigentümer nicht die sofortige Tötung vorzieht, abzusondern, unter Aufsicht zu halten, und, sobald sich an ihnen Spuren der Wut zeigen, sogleich zu töten.

Gebissene Rinder und Pferde müssen 4 Monate, Schafe, Ziegen und Schweine 3 Monate lang nach dem Bisse abgesondert und beaufsichtigt bleiben.

Wenn die Ortsbehörde von dem Umherschweifen eines wutkranken oder wutverdächtigen Tieres Kenntnis erlangt, so hat sie sogleich dessen Tötung oder Einfangung zu veranlassen und die benachbarten Ortsbehörden von dem Tatbestande zu verständigen.

In Gegenden, die von wutkranken oder wutverdächtigen Hunden durchstreift wurden, oder in denen die Wutkrankheit verbreitet ist, kann angeordnet werden, daß die Hunde an die Kette gelegt oder mit einem sicheren Maulkorb versehen oder an der Leine geführt, und daß umherlaufende Hunde bei Nichtbeobachtung dieser Anordnung getötet werden.

Zur Vertilgung gewisser Gattungen von Tieren (Hunden, Füchsen, Wölfen u. dergl.), unter denen die Wutkrankheit herrscht, können von der Bezirksbehörde Jagden und Streifen angeordnet werden.

Das Schlachten wutkranker Tiere, jeder Verbrauch und Verkauf einzelner Teile derselben oder ihrer Erzeugnisse ist verboten.

Die Kadaver der gefallenen oder wegen dieser Krankheit getöteten wutkranken oder verdächtigen Tiere dürfen nicht abgehäutet werden und sind daher mit Haut und Haar unschädlich zu beseitigen.

Die Öffnung der Kadaver darf nur von approbierten Tierärzten oder in Ermangelung solcher von Ärzten vorgenommen werden (§ 34).

9. Ansteckende Krankheiten der Schweine.

Unter den Schweinen ist die Schweinepest (Schweineseuche) dauernd verbreitet. Es waren insgesamt daran erkrankt in den Jahren:

1906	. . .	3608 Schweine in	57	Gemeinden,
1907	. . .	938 „	„ 26	„
1908	. . .	45 „	„ 3	„
1909	. . .	124 „	„ 5	„
1910	. . .	1428 „	„ 32	„

Zur Bekämpfung des Rotlaufs der Schweine und der Schweinepest sind besondere Vorschriften erlassen durch Verordnung des Ministers des Innern und des Finanzministers vom 18./30. August 1895.

c) Bestreitung der Kosten. Strafbestimmungen. Berufungen.

Die durch die Maßnahmen gegen die Tierseuchen erwachsenden Kosten fallen teils dem Staate, teils den Gemeinden, teils dem Vieheigentümer zur Last.

Der Staatsschatz hat die Kosten zu tragen, die durch die Überwachung oder Sperrung der Grenze gegen die Nachbarschaft; durch die Erhebungen zur Feststellung ansteckender Tierkrankheiten; durch die amtlichen Interventionen während der Dauer derselben; durch die Revisionen des Viehstandes in den Grenzbezirken bei drohender Seuchengefahr und durch Entschädigung für getötete Tiere entstehen, soweit sie nicht den Gemeinden obliegende Amtshandlungen betreffen.

Die Gemeinde trägt die Kosten für die wirksame Durchführung der örtlichen Schutz- und Sperrmaßregeln, sowie für die Beseitigung der Kadaver und Abfälle, für das Verscharren und die Verscharrungsplätze.

Der Eigentümer hat für die Kosten aufzukommen, die durch die Beaufsichtigung, Absonderung, Wartung und Behandlung kranker Tiere, durch deren Tötung und die Desinfektion erwachsen (§ 40).

Die Marktberechtigten oder die Unternehmer von Vieh- und Pferdemärkten, Tierauktionen und Tierschauen haben die aus der Beaufsichtigung dieser Veranstaltungen entstehenden Kosten zu bestreiten (§ 41).

Die Unterlassung der Anzeige wird als eine Übertretung mit Gefängnisstrafe bis zu 2 Monaten oder Geldstrafe bis zu 300 Dinar geahndet. Dieser Strafe unterliegt insbesondere auch ein Gemeindevorsteher (oder sein Vertreter), der die ihm obliegende Anzeige eines verdächtigen Krankheitsfalles verabsäumt oder bei Ausstellung von Viehpässen, wenn auch nur aus Fahrlässigkeit, die Unwahrheit bezeugt (§ 42).

Wer den sonstigen Anordnungen, die zur Abwehr und Tilgung ansteckender Tierkrankheiten erlassen worden sind, zuwiderhandelt, macht sich eines Vergehens schuldig und ist, wenn die Handlung mit Vorsatz begangen wurde, mit Gefängnis bis zu 1 Jahre oder an Geld bis zu 2000 Dinar zu bestrafen.

Ist infolge des Vergehens Vieh von der Seuche ergriffen worden, so tritt Gefängnisstrafe bis zu 3 Jahren oder Geldstrafe bis zu 4000 Dinar ein.

Im Falle der Fahrlässigkeit ist auf Geldstrafe bis zu 200 Dinar, und wenn durch die Handlung ein Schaden verursacht worden ist, auf Gefängnis bis zu 1 Jahr oder auf Geldstrafe bis zu 2000 Dinar, und wenn der Tod eines Menschen verursacht worden ist, auf Gefängnis von 1 Monat bis zu 3 Jahren zu erkennen (§ 43).

Tiere und tierische Rohprodukte, mit denen das in § 5 bezeichnete Einfuhrverbot umgangen wurde, sind durch die Strafbehörde für verfallen zu erklären. Auf den Verfall kann auf Antrag des Staatsanwalts auch dann erkannt werden, wenn eine Verurteilung nicht stattfindet oder die Verfolgung einer bestimmten Person nicht eingeleitet wird. Die Polizeibehörde kann die erforderlichen Vorkehrungen wegen der Unterbringung und Erhaltung der dem Verfall unterliegenden Gegenstände, soweit nicht deren Vernichtung auf Grund der bestehenden Vorschriften vorzunehmen ist, treffen und ist berechtigt, mit Erlaubnis des Staatsanwalts die Gegenstände im öffentlichen Versteigerungswege zu veräußern, wenn dies aus öffentlichen Rücksichten geboten erscheint oder die Erhaltung mit unverhältnismäßig großen Kosten verbunden ist (§ 44).

Zugleich mit der Strafe kann auch auf Schadenersatz erkannt werden (§ 47).

Berufungen gegen gesetzliche Anordnungen der Polizeibehörde haben nur dann aufschiebende Wirkung, wenn der Vollzug der Anordnung nach Ansicht der vollziehenden Behörde ohne Gefahr verschoben werden kann, oder wenn es sich um Vollstreckung von Straferkenntnissen handelt (§ 48).

d) Maßregeln zur Verhütung der Weiterverbreitung und zur Tilgung der Rinderpest im Inlande.

Die Rinderpest ist letztmals im Jahre 1882 in Serbien aufgetreten, und zwar in einem einzigen Orte des Bezirkes Matschwa im Kreise Podrinje. Sie war angeblich aus Bosnien eingeschleppt worden und konnte sofort wieder getilgt werden.

Zur Bekämpfung der Rinderpest im Inland sind im Rinderpestgesetz vom 30. März/12. April 1881 außer allgemeinen Vorschriften über Anzeigepflicht, Beibringung von Viehpässen im Viehverkehr, Überwachung des Viehverkehrs, Durchführung der Schlachtvieh- und Fleischbeschau, Überwachung der Abdeckereien, nachstehende Bestimmungen getroffen.

In Zeiten der Rinderpestgefahr kann von der Kreisbehörde für die aus fremden Orten angekauften Rinder vor dem Einstellen unter das einheimische Vieh eine Quarantäne angeordnet werden (§ 12).

Ist in einem Kreise der Ausbruch der Rinderpest amtlich bekannt gemacht, so müssen in den verseuchten und den benachbarten Bezirken von jedem Falle, in dem an einem Rinde Erscheinungen einer innerlichen Krankheit wahrgenommen werden, unverzüglich Anzeige und Weitermeldung erstattet werden. Das Gebiet, für das diese Verpflichtung eintritt, ist unter Anführung der die Verpflichtung zur Anzeige enthaltenden Bestimmungen und unter Hinweis auf die Folgen der Unterlassung in allen beteiligten Gemeinden bekanntzumachen. Diese erweiterte Anzeigepflicht besteht stets in der 30 km breiten Grenzzone und kann von jeder anderen Kreisbehörde auch bei bloßer Gefahr der Einschleppung für den ganzen Kreis oder für einzelne Bezirke in gleicher Weise angeordnet werden (§ 13).

Die Kreisbehörde kann für Personen, die zur Anzeige berechtigt, aber nicht verpflichtet sind, Belohnungen für die erste Anzeige von Rinderpestausbrüchen in bis dahin noch nicht ergriffenen Ortschaften bis zum Betrage von 400 Dinar und für Anzeigen von Übertretungen der Rinderpestvorschriften durch verbotene Einbringung von Rindern bis zum vollen Betrage des reinen Erlöses für die verfallenen Rinder, endlich für Anzeigen von begangenen anderweitigen Übertretungen dieser Vorschriften bis zum Betrage von 200 Dinar festsetzen (§ 14).

Sobald der Gemeindevorsteher von dem Verdacht oder einem ausgesprochenen Falle von Rinderpest Kenntnis erlangt hat, muß er bis zum Eintreffen der Seuchenkommission den Vorfall der Gemeinde und den Nachbargemeinden bekannt geben,

Stall- oder Standortsperre veranlassen, die Entfernung von Rindvieh, Schafen und Ziegen aus dem Orte verbieten und die Einstellung des Weidegangs verfügen (§ 15).

Die Bezirksbehörde hat auf die Anzeige hin einen Polizeibeamten und einen beamteten Tierarzt an Ort und Stelle zu schicken, die mit dem Gemeindevorsteher zusammen die Seuchenkommission bilden. Die Seuchenkommission hat darüber zu befinden, ob Rinderpest vorliegt, und im bejahenden Falle Erhebungen über die Art der Einschleppung und Verbreitung anzustellen. Der Polizeibeamte ist Leiter der Seuchenkommission und hat als solcher die auf Grund des Gesetzes und der Vollziehungsvorschrift durchzuführenden Maßnahmen anzuordnen und für ihre Durchführung Sorge zu tragen (§ 16).

Die Seuchenkommission ist ermächtigt, in Ermangelung eines Kadavers zum Zwecke der Feststellung der Seuche ein krankes, rinderpestverdächtiges Tier töten zu lassen (§ 17).

Die Anempfehlung und Anwendung von Heilmitteln bei der Rinderpest ist verboten. Desinfektionsmittel sind nicht zu den Heilmitteln zu rechnen (§ 18).

Wird durch die Erhebungen die Rinderpest nicht mit Bestimmtheit festgestellt, der Verdacht ihres Bestehens jedoch nicht gänzlich behoben, so hat die Seuchenkommission bis zum Erlaß weiterer Anordnungen die vom Gemeindevorsteher getroffenen Maßregeln anfrechtzuerhalten und außerdem noch folgende Maßnahmen zur Durchführung zu bringen.

1. Der gesamte Bestand des Ortes an Rindern, Schafen und Ziegen ist unter Beobachtung der nötigen Vorsichtsmaßregeln aufzunehmen und auf seinen Gesundheitszustand hin zu besichtigen.

2. Die Gehöfte und Standorte, in denen sich verdächtige oder mit diesen in Berührung gekommene Tiere befinden, sind unter Beachtung der Bestimmungen des § 20, Ziffer 7 gesperrt zu halten; für die betreffenden Tiere sind eigene Wärter zu bestellen.

3. Jeder Fall von Erkrankung oder Tod eines Stückes der erwähnten Tiergattungen ist unverzüglich anzuzeigen. Solange die Seuchenkommission im Orte anwesend ist, hat die Anzeige an diese zu erfolgen.

4. Gefallene Tiere dürfen weder verscharrt noch sonstwie beseitigt werden, ehe die Natur der Krankheit festgestellt ist. Bis dahin ist jede Berührung der Kadaver durch Menschen und Tiere zu verhindern. Nach dem Ermessen der Seuchenkommission kann die Obduktion jedes gefallenen Tieres vorgenommen werden. Im übrigen sind die Kadaver gefallener oder getöteter Tiere unschädlich zu beseitigen.

5. Die Schlachtung von Rindvieh aus unverdächtigen Stallungen oder Standorten darf nur mit Zustimmung der Seuchenkommission und unter Aufsicht eines Tierarztes stattfinden. Für die Verwertung des Fleisches und der Haut eines nach der Schlachtung von dem Tierarzt als gesund erkannten Tieres gelten die Bestimmungen des § 20, Ziffer 3 und 4. Finden sich an dem geschlachteten Tiere auch nur die geringsten Erscheinungen der Rinderpest, so ist gemäß § 20, Ziffer 2 zu verfahren.

Ergibt sich der Verdacht der Rinderpest auf Schlachtviehmärkten oder in Schlachthäusern, so ist die Absonderung der verdächtigen Tiere nach den das Viehmarktwesen (s. dieses) betreffenden Bestimmungen (§ 9) des allgemeinen Viehseuchengesetzes zu veranlassen (§ 19).

Wird durch die Erhebungen das Bestehen der Rinderpest sichergestellt, so haben bezüglich des verseuchten Hofes (Besitzung, Stall, Standort) folgende Anordnungen zur Ausführung zu kommen:

1. Alle pestkranken sowie alle jene Rinder, die mit pestkranken Tieren in demselben Stalle oder Standort untergebracht oder sonstwie mit ihnen unmittelbar oder durch gemeinschaftliche Wärter, Futter, Gerätschaften, Tränken und dergl. mittelbar in Berührung waren, sind unter Aufsicht der Seuchenkommission unverzüglich zu töten.

Der Seuchenkommission steht es auch zu, die Tötung von Rindvieh, das sich in einem andern Standorte desselben Hofes oder in der nächsten Umgebung desselben auch in anderen Höfen befindet, zu verfügen, wenn die Möglichkeit der Ansteckung wahrscheinlich ist.

2. Die an Pest gefallenen und die getöteten pestkranken Rinder sind sofort auf thermischem oder chemischem Wege unschädlich zu machen oder nach kreuzweiser Durchschneidung der Haut genügend tief zu vergraben. Die Entfernung irgend eines Teiles der Tiere ist verboten.

Die Verscharrungsplätze (s. Viehseuchengesetz) sind gegen Zutritt entsprechend zu sichern und zu bewachen.

3. Das Fleisch von Rindern, die wegen des Verdachts der Rinderpest getötet und nach der Schlachtung gesund befunden worden sind, darf unter angemessenen, im Verordnungswege vorzuschreibenden Sicherheitsmaßregeln entweder im Seuchenorte selbst verbraucht oder nach größeren Verbrauchsorten zwecks Verwertung ausgeführt werden.

4. Die Häute der unter 3. bezeichneten Rinder dürfen, wenn sie unverzüglich durch Einlegen in Kalklauge desinfiziert worden sind, zum Zwecke sofortiger Verarbeitung in Gerbereien unter Aufsicht weggebracht werden.

5. Wenn in verseuchten Rinderstallungen, aus denen sämtliche Rinder zum Zweck der Seuchentilgung gekeult wurden, Schafe und Ziegen in geringer Zahl sich befinden, so sind auch diese zu töten. Das weitere Verfahren mit den getöteten Tieren hängt wie bei den Rindern von dem tierärztlichen Befunde vor und nach der Tötung ab.

Größere Schafherden, die in besonderen, aber mit den verseuchten Rinderställen in Verbindung stehenden Ställen untergebracht sind, dürfen geteilt, müssen aber hierauf 21 Tage lang abgesperrt und beobachtet werden. Hunde, Katzen, Federvieh und andere kleine Haustiere sind außerhalb der Rinderstallungen eingeschlossen zu halten. Tiere der genannten Arten, die sich in den verseuchten Rinderstallungen befunden haben, aber im Freien angetroffen werden, sind zu töten und zu vernichten.

6. Der Hof, in dem sich seuchenkranke oder mit ihnen in Berührung gekommene Rinder, Schafe oder Ziegen befinden oder befunden haben, ist durch Auf-

stellung von Wachen, nötigenfalls mit Hilfe von Militär, abzusperren und durch die Aufschrift „Rinderpest" kenntlich zu machen.

7. Ohne besondere Erlaubnis der Seuchenkommission dürfen nur Sicherheitsorgane und Gerichtspersonen, Geistliche, Ärzte und Hebammen in Ausübung ihrer Berufspflichten in das verseuchte Gehöft eingelassen werden.

Dagegen darf ohne Erlaubnis kein Gegenstand aus dem verseuchten Gehöft herausgebracht werden und kein Bewohner des Gehöftes mit den übrigen Ortsbewohnern verkehren oder das Gehöft verlassen.

8. Alle Personen, die das verseuchte Gehöft verlassen, haben sich beim Austritt einer sorgfältigen, vorzüglich auf die Fußbekleidung Rücksicht nehmenden Reinigung zu unterziehen.

9. Die Orte, an denen rinderpestkranke Tiere sich aufgehalten haben, ebenso die mit solchen Tieren in Berührung gekommenen Gegenstände, ferner die von ihnen stammenden Abfälle sind unverzüglich vorschriftsmäßig zu reinigen und zu desinfizieren. Können diese Gegenstände nicht desinfiziert werden oder sind sie wertlos, so sind sie zu vernichten.

10. Ebenso sind Kleidungsstücke der mit den kranken oder toten Tieren und bei dem Desinfektionsverfahren beschäftigt gewesenen Personen zu desinfizieren oder, wenn sie wertlos sind, zu verbrennen. Diese Personen haben ihren Körper einer gründlichen Reinigung zu unterziehen.

11. Die Desinfektion muß unter sachverständiger Aufsicht ausgeführt werden (§ 20).

Der Ausbruch der Rinderpest ist bekannt zu machen. Die Bezirksbehörde hat ihn in ihrem Bezirke bekannt zu geben und die benachbarten Bezirke hiervon zu verständigen. Es hat auch eine Benachrichtigung solcher Gemeinden zu erfolgen, nach denen eine Verschleppung des Ansteckungsstoffes möglicherweise stattgefunden haben konnte. Sofern der verseuchte Ort nicht über 75 km von der Staatsgrenze entfernt liegt, ist auch die zuständige Behörde des benachbarten Staatsgebietes von dem Seuchenausbruch in Kenntnis zu setzen.

Die Kreisbehörde hat die Bekanntmachung des Seuchenausbruches in ihrem Verwaltungsgebiet zu veranlassen und hiervon auch die benachbarten, sowie jene Kreisbehörden zu verständigen, mit denen ein bedeutender und unmittelbarer Verkehr aus den verseuchten Gegenden stattfindet. Bei Rinderpestfällen der in § 32 bezeichneten Art (in einer Herde auf einem Schiffs- oder Eisenbahntransporte, auf einem Schlachtviehmarkt oder in einem öffentlichen Schlachthause) hat die Verständigung nach allen Richtungen hin zu erfolgen, bezüglich deren die Gefahr einer Verschleppung angenommen werden kann.

Sämtliche Anzeigen und Bekanntmachungen der Rinderpest haben sofort zu erfolgen und sind durch die Kreisbehörde dem Ministerium für Volkswirtschaft unverzüglich zur Kenntnis zu bringen (§ 21).

Jede verseuchte Ortschaft ist als solche für jedermann kenntlich zu machen. Außer den vorgenannten Bestimmungen sind darin noch nachfolgende Maßregeln zur Ausführung zu bringen.

1. Schafe und Ziegen sind für die Dauer der Seuche aus den Rinderstallungen zu entfernen.

2. Alle Haustiere, mit Ausnahme der Pferde, sind außerhalb der Rinderstallungen eingeschlossen zu halten. Umherlaufende Hunde und Katzen sind zu töten.

3. Personen, die den Seuchenort verlassen, haben sich den Bestimmungen des § 20, Ziffer 7 und 8 zu unterziehen.

4. Aus seuchenfreien Stallungen ist täglich der Dünger zu entfernen.

5. Die Abhaltung von Vieh- und anderen Märkten und von sonstigen größeren Ansammlungen von Menschen und Tieren ist zu untersagen. Ebenso kann den Bewohnern des verseuchten Ortes die Teilnahme an solchen Versammlungen außerhalb des Seuchenortes untersagt werden.

6. Rinder, Schafe und Ziegen dürfen nur insoweit in den Seuchenort eingelassen werden, als es zur Verproviantierung notwendig ist.

7. Die Durchfuhr von Rindern, Schafen, Ziegen und tierischen Rohprodukten auf der Eisenbahn und auf Schiffen ist nur unter Beobachtung von Schutzmaßregeln, welche die Gefahr der Verschleppung ausschließen, zulässig.

8. Die Aus- und Durchfuhr von Heu, Stroh und andern zur Verschleppung des Ansteckungsstoffes geeigneten Gegenständen ist verboten.

Heu und Stroh darf als Verpackungsmittel für Industrieerzeugnisse nur in desinfiziertem Zustand verwendet werden. Nach dem Auspacken ist es sofort zu verbrennen.

9. Bei größerer Verbreitung der Seuche in einer Ortschaft kann diese ganz oder teilweise mit einem, nötigenfalls militärischen, Kordon umgeben und noch strengeren Verkehrsbeschränkungen unterworfen werden.

10. Tritt die Seuche zu einer Zeit auf, in der Feldarbeiten im Gange sind, so können die angeordneten Sperrmaßregeln an die Grenze der Feldmark verlegt (Flursperre) und den Ortsbewohnern, deren Höfe noch seuchenfrei sind, der Betrieb der Feldarbeit mit ihren Gespannen mit der nötigen Vorsicht gestattet werden. (§ 22).

Die Bezirksbehörde oder deren abgeordnete Organe haben die im § 20 genannten Maßregeln anzuordnen und für deren Ausführung Sorge zu tragen. Verantwortlich für die genaue Durchführung der angeordneten Maßregeln ist die Gemeindebehörde. Die Gemeindebehörde ist in der Ausführung der Maßnahmen von der Bezirksbehörde zu überwachen (§ 23).

Kommt die Rinderpest in größeren Städten oder ausgedehnten Ortschaften nur an einzelnen Punkten zum Ausbruch, so kann die Seuchenkommission nach Maßgabe der örtlichen Verhältnisse die Aufnahme des Viehstandes sowie die Absperrungs- und Sicherungsmaßregeln auf einzelne Teile der Stadt oder der betreffenden Ortschaft oder auf den Seuchenhof oder selbst auf den verseuchten Stall beschränken (§ 24).

Verseuchte Gehöfte, die isoliert, d. h. mindestens 500 Meter von allen anderen Wohnstätten und Gehöften entfernt liegen, können, wenn die örtlichen Verhältnisse es gestatten, als besondere Seuchenorte behandelt werden. In diesem Falle ist die Sperre auf die betreffenden Gemeinden nicht auszudehnen, vorausgesetzt, daß sie seuchenfrei sind (§ 25).

Herrscht die Rinderpest in einem Orte, mit Ausnahme größerer Städte, in denen die Ausnahmebestimmungen des § 24 Platz greifen, so ist von der Bezirksbehörde, nötigenfalls im Einvernehmen mit den benachbarten Bezirksbehörden, nach den örtlichen Verhältnissen ein in der Regel nicht unter 20 km vom Seuchenorte sich erstreckender Umkreis (Seuchenbezirk) zu bestimmen, in dem nachfolgende Vorschriften zu gelten haben:

1. Der Bestand an Rindern, Schafen und Ziegen ist von den Gemeindevorstehern aufzunehmen, zu besichtigen und laufend zu kontrollieren. Erforderlichenfalls sind diese Tiere mit Brandzeichen zu versehen. Jede Änderung im Viehbestande ist dem Gemeindevorsteher anzuzeigen.

2. Jeder Fall von Erkrankung und Tod eines Stückes dieser Tiergattungen ist unverzüglich dem Gemeindevorsteher (§ 13) und von diesem der Bezirksbehörde oder bei Anwesenheit der Seuchenkommission im verseuchten Bezirke der letzteren anzuzeigen.

3. Gefallene Tiere sind dort, wo sie verendet sind, sorgfältig zuzudecken und bis auf weiteres unter Vermeidung jeder Berührung liegen zu lassen. Die Seuchenkommission kann die Obduktion jedes gefallenen Wiederkäuers zur Feststellung der Krankheit anordnen.

4. Die Ein- und Durchfuhr von Rindern, Schafen und Ziegen, sowie die Durchfuhr von Rauhfutter und Stroh bedarf der besonderen Genehmigung der Kreisbehörde.

5. Die Durchfuhr solcher Tiere auf Eisenbahnen und Schiffen ist nur unter Beobachtung von Schutzmaßregeln, die die Gefahr einer Verschleppung der Seuche ausschließen, zulässig.

6. Viehmärkte dürfen in den größeren Städten des Seuchenbezirks nur mit besonderer Bewilligung der Kreisbehörde und unter der Bedingung abgehalten werden, daß alle auf den Markt gebrachten Wiederkäuer diesen nur verlassen können, um unmittelbar zum Schlachthof desselben Ortes gebracht zu werden.

7. Die Ausfuhr von Rindern, Schafen und Ziegen, von roher Schafwolle, ungeschmolzenem Talg, Hörnern, Klauen, Rauhfutter, Stroh, Streumaterialien und Dünger aus dem Seuchenbezirke ist untersagt.

8. Nur ausnahmsweise, unter Verhältnissen, die eine besondere Berücksichtigung erheischen, darf die Ausfuhr von Schlachtvieh, Rauhfutter und Stroh von der Bezirksbehörde unter entsprechender Kontrolle und mit Zustimmung der Bezirksbehörde des betreffenden Bezugsortes, oder mit Zustimmung der betreffenden Kreisbehörde, wenn es sich um Ausfuhr in einen anderen Kreis handelt, gestattet werden.

9. Auf das Fleisch und die Häute von Rindern, Schafen und Ziegen, die innerhalb des Seuchenbezirks in gesundem Zustand oder wegen des Verdachts der Rinderpest getötet und nach der Schlachtung vom Tierarzt gesund befunden worden sind, finden die Bestimmungen des § 20, Ziffer 3 und 4 Anwendung.

10. Den an die verseuchten Orte angrenzenden Ortschaften ist, wenn die Gefahr der Ansteckung befürchtet werden muß, von der Polizeibehörde der Weidebetrieb zu verbieten (§ 26).

Sind mehrere benachbarte Orte verseucht, so ist ein gemeinschaftlicher Seuchen-bezirk festzusetzen und öffentlich bekannt zu machen. Ist die Rinderpest über einen größeren Landstrich verbreitet, so ist das Seuchengebiet in kleinere Seuchenbezirke zu teilen und in jedem eine Seuchenkommission zu ernennen. Die Oberleitung der Seuchentilgung in dem verseuchten Gebiete ist in einem solchen Falle einem vom Minister für Volkswirtschaft zu bestimmenden Kommissar zu übertragen. Die Ein-haltung der anläßlich der Bildung von Seuchenbezirken eintretenden Verkehrs-beschränkungen ist nötigenfalls durch Aufstellung eines militärischen Kordons zu sichern (§§ 27, 29).

Bestehen im Lande nur in einer Gegend wenige vereinzelte Seuchenorte, so unterliegt der Verkehr der nicht in Seuchenbezirke fallenden Teile des Landes unter-einander und mit dem Ausland keiner weiteren Beschränkung. Herrscht die Rinderpest in einem Kreise in größerer Verbreitung oder in mehreren zerstreuten Seuchenorten, so haben gegenüber diesem Kreise nach Maßgabe der Einschleppungsgefahr die Be-stimmungen der §§ 1 bis 5 unter Berücksichtigung der die Verwertung des Fleisches und der Häute betreffenden Bestimmungen des § 20, Ziffer 3 und 4 sinngemäße An-wendung zu finden. Ein allgemeines Einfuhrverbot und die Grenzsperre (§ 3) kann jedoch dem verseuchten Kreise gegenüber nur unter Zustimmung des Ministeriums für Volkswirtschaft angeordnet werden. Ist die Einfuhr aus dem verseuchten Kreise auf die im § 4 genannten Transporte von Schlachtvieh und bestimmten tierischen Rohprodukten beschränkt worden, so darf Nutzvieh (Zucht-, Arbeits-, Milch- oder Jungvieh) aus den nicht verseuchten Gegenden des verseuchten Kreises in einen an-deren Kreis nur im Falle dringenden Bedarfs mit Bewilligung der betreffenden Kreis-behörde und unter den von dieser festgesetzten Bedingungen eingeführt werden. Dieses Vieh muß bei seiner Ankunft am Bestimmungsorte jedenfalls in 10tägiger Quarantäne auf Kosten des Eigentümers tierärztlich beobachtet werden (§ 30).

Die Rinderpest ist in einem Gehöft oder in einer Ortschaft als erloschen zu erklären, wenn während 20 Tagen nach dem letzten Todesfall an Rinderpest oder wegen Verdachts dieser Krankheit kein neuer derartiger Erkrankungsfall vorgekommen, und in allen Fällen die Desinfektion nach Maßgabe der Ausführungsbestimmungen vollzogen worden ist. Der Bezirksbehörde bleibt vorbehalten, selbst nach vollständiger Desinfektion eines Gehöfts oder Ortes und nach Beseitigung der Sperre die Wieder-besetzung der verseucht gewesenen Ställe noch für eine angemessene Zeit zu verbieten. Weideplätze, die von pestkrankem oder -verdächtigem Vieh benutzt worden sind, dürfen erst nach einer weiteren von der Behörde zu bestimmenden Frist wieder benutzt werden (§ 31).

Wenn die Rinderpest in einer Herde auf einem Schiffs- oder Eisenbahntransport oder auf dem Marsche amtlich konstatiert ist, so sind alle Tiere dieser Herde, die kranken und die gesunden, sobald als möglich zu töten. Bezüglich der getöteten Tiere und der mit den kranken und verdächtigen Tieren beschäftigten Personen haben die Bestimmungen des § 20 Anwendung zu finden.

Wird die Rinderpest auf einem Schlachtviehmarkt oder in einem öffentlichen Schlachthaus festgestellt, so ist, falls nicht daselbst ausreichende Vorkehrungen gegen die Verschleppung des Ansteckungsstoffs und dessen Übertragung auf andere Tiere getroffen sind, der Abtrieb der daselbst befindlichen Wiederkäuer einzustellen und deren Tötung zu verfügen. Im übrigen ist nach den Bestimmungen des § 20 vorzugehen (§ 32).

Pest bei Schafen und Ziegen.

Auf die Pest bei Schafen und Ziegen finden die für die Rinderpest vorgeschriebenen Maßregeln sinngemäße Anwendung (§ 33).

Bestreitung der durch Vorkehrungen gegen die Rinderpest erwachsenden Kosten.

Aus der Staatskasse sind zu bestreiten die Auslagen für:

1. Die Überwachung oder Sperre der Grenze gegen die Nachbarstaaten.

2. Die Aufstellung von Viehbeschaukommissionen.

3. Die Belohnungen für Anzeigen von Seuchenausbrüchen oder von Übertretungen der Rinderpestvorschriften.

4. Die nach § 34 zuständigen Entschädigungen der Eigentümer (siehe besonderen Abschnitt) und das Tötungsgeschäft überhaupt.

5. Die kommissionellen Amtshandlungen der von den politischen Behörden abgeordneten Organe, insbesondere auch anläßlich der Aufnahme und Kontrolle der Evidenzhaltung des Viehstandes in den Grenzbezirken (§§ 6 und 9).

6. Die Revisoren (§ 9).

7. Die Kosten für die Aufstellung eines Kordons an den Grenzen des Staates, sowie die Kosten der Absperrung im Innern des Landes.

Die Gemeinden bestreiten die Ausgaben für die örtlichen Sicherungsmaßregeln, die Entfernung und die unschädliche Beseitigung der Kadaver, ferner für die Verscharrungsplätze und das Verscharren (§ 20 Ziffer 2).

Der Eigentümer hat die Kosten für die Desinfektion der Höfe und Stallungen zu tragen. Für die tierärztliche Beschau an den Ein- und Ausladestationen der Eisenbahnen und Schiffe können mit Genehmigung des Ministers für Volkswirtschaft angemessene Taxen von den zur Zahlung der Fracht Verpflichteten erhoben werden (§ 36).

e) Maßregeln zur Unterdrückung und Tilgung der Geflügelcholera im Inlande.

Durch Rundschreiben des Ministers für Volkswirtschaft, betreffend Maßnahmen gegen die Geflügelcholera, sind nachstehende Bestimmungen für die Bekämpfung der Seuche im Inland getroffen.

Es ist verboten, seuchenkrankes oder seuchenverdächtiges Geflügel in den Verkehr zu bringen (§ 2).

Wenn in einem Gehöft das ganze Geflügel eingegangen oder getötet worden ist, oder wenn seit dem Eingehen des letzten kranken Tieres oder dessen Genesung 8 Tage verflossen sind, so sind die Geflügelställe und Höfe zu desinfizieren; darnach kann die Seuche als erloschen betrachtet werden (§ 6).

Wenn bei einem zu Wagen oder durch Trieb beförderten Transport ein Tier während der Reise unter verdächtigen Erscheinungen erkrankt oder eingeht, so ist die Reise sofort zu unterbrechen. Ferner ist die Anzeigepflicht zu erfüllen, und es sind die zur Verhütung und Verschleppung der Seuche vorgeschriebenen Maßnahmen durchzuführen. Sowohl die Transportwagen, als auch alle anderen Gegenstände, die mit dem Geflügel in Berührung waren, sind zu desinfizieren (§ 7).

Eisenbahnwagen, Schiffe und Kähne müssen nach jedem darin erfolgten Geflügeltransport in der Weise desinfiziert werden, wie es für jene Eisenbahnwagen und Schiffe, die für den Viehtransport gedient haben, vorgeschrieben ist. Das Verladen von Geflügel ist nur in gut gereinigten und desinfizierten Eisenbahnwagen, Schiffen und Kähnen gestattet. Alles dies gilt auch für Wagen, Hühnersteigen und alle anderen Transportmittel für den Versand von Geflügel (§ 8).

Die Kreispolizeibehörde ist berechtigt, auf Vorschlag des Kreistierarztes zur Verhinderung der Verbreitung der Geflügelcholera anzuordnen, daß das für den Handel bestimmte Geflügel nur in solchen Wagen, Körben und dergl. transportiert werde, aus denen keine Exkremente, Abfälle usw. herausfallen können. Die Präfektur kann auf Antrag des Tierarztes und aus besonderen Gründen die Lagerplätze, auf denen Geflügel für den Handel gehalten wird, auf Stellen weisen, wohin kein anderes Geflügel kommt. Die Kreistierärzte und die bei der Präfektur in Belgrad angestellten Tierärzte sind verpflichtet, ein Namensregister der Geflügelhändler zu führen und von Fall zu Fall die Geflügelställe und das Geflügel selbst von Amts wegen zu untersuchen (§ 9).

Falls in einer Gegend die Geflügelcholera größere Ausdehnung annehmen sollte, kann die Präfektur auf Vorschlag des Kreistierarztes die Verfügung treffen, daß nicht nur die Nachbarhöfe des infizierten Hofes, sondern ganze Ortsteile, ja selbst ganze Gemeinden gesperrt werden. Die Präfektur hat eine solche Verfügung sofort dem Volkswirtschaftsministerium anzuzeigen (§ 10).

C. Impfstoffe.

Impfstoffbereitungsanstalten besitzt Serbien nicht. Die benötigten Impfstoffe werden aus Deutschland, Ungarn und Frankreich bezogen.

D. Staatliche Entschädigung bei Verlusten durch Viehseuchen. Ersatz für polizeilich getötete Tiere.

Für Verluste durch Viehseuchen wird Entschädigung gewährt. Die Art der Entschädigung richtet sich nach den Bestimmungen des „Gesetzes über die Viehversicherung".

Für Tiere, die auf polizeiliche Anordnung wegen einer Viehseuche getötet wurden, ist nach § 36 ff. des „Gesetzes, betreffend die Abwehr und Tilgung ansteckender Tierkrankheiten" und § 34 des Gesetzes, betreffend die Abwehr und Tilgung der Rinderpest (s. o.), Entschädigung zu leisten.

Nach dem Viehseuchengesetz ist durch die Staatskasse der gemeine Wert zu vergüten für diejenigen Tiere, die auf polizeiliche Anordnung hin zum Zwecke der Feststellung des Vorhandenseins einer ansteckenden Tierkrankheit getötet werden, ferner für Tiere, die wegen Rotzverdachts getötet werden, sich nach der Tötung aber als frei von Rotz erweisen.

Das Rinderpestgesetz sieht im § 34 eine Entschädigung für alle auf amtliche Anordnung der Seuchenkommission getöteten Rinder, Schafe und Ziegen, sowie die bei der amtlich angeordneten Desinfektion vertilgten Gegenstände, ausgenommen den Dünger, vor. Das Recht auf Entschädigung geht verloren:

Wenn dem Eigentümer der Tiere ein Verschulden an der Einschleppung der Rinderpest zur Last fällt; bei Unterlassung der Anzeige; wenn unter dem aus fremden Ländern oder einem Seuchenbezirk eingeführten Vieh oder in dem Viehbestand eines Gehöfts, in das solches Vieh eingestellt wurde, innerhalb 10 Tagen nach der Einfuhr die Rinderpest ausbricht; für Rinder, die in einen verseuchten Bezirk eingeführt worden sind und vor Auflassung desselben getötet werden müssen.

Der Wert ist vor der Tötung durch Schätzung festzustellen. Die Schätzungs-kommission hat aus drei Schätzern, nämlich zwei hierzu besonders beeidigten Vertrauensmännern, die vom Gemeindeamte zu wählen sind, und einem Organe der Polizeibehörde zu bestehen. Die Entscheidung über eine zu leistende Entschädigung für polizeilich getötete Tiere ist von der Kreispolizeibehörde zu treffen. Hiergegen kann beim Ministerium des Innern Berufung eingelegt werden.

E. Zustandekommen der Viehseuchen-Statistik.

Jede Gemeindeverwaltung erstattet allwöchentlich der zuständigen Bezirksbehörde einen Bericht über den Gesundheitszustand des Viehes in ihrer Gemeinde und über den Stand der Viehseuchen, soweit solche vorhanden sind. Die Bezirksbehörden erstatten auf Grund dieser Gemeindeberichte Meldung an die ihnen vorstehenden Kreisbehörden, die wieder an das Ministerium für Volkswirtschaft berichten. Von hier aus werden die zusammengefaßten Berichte alsdann regelmäßig in Wochenbulletins im Amtsblatte „Srpske Novine" veröffentlicht und Sonderabdrücke hiervon den verschiedenen interessierten Landesbehörden sowie auch den ausländischen diplomatischen und konsularischen Vertretungen zugeschickt.

F. Verhütung der Seuchenverschleppung nach dem Auslande.

Die zur Bekämpfung der Viehseuchen im Inland geltenden Vorschriften kommen mittelbar auch dem Ausland zugute.

Besondere Vorschriften gegen die Verschleppung von Tierseuchen sind nur hinsichtlich der Ausfuhr von Geflügel erlassen, und zwar wird durch Rundschreiben des Ministers für Volkswirtschaft, betreffend Maßregeln gegen die Geflügelcholera, hinsichtlich der Aus- und Durchfuhr von Geflügel folgendes angeordnet:

Transporte von lebendem Geflügel, die für die Ausfuhr bestimmt sind, müssen mit einem Gesundheitszeugnis versehen sein. Dieses stellt der Kreistierarzt aus. Das Zeugnis muß den Vermerk tragen, daß die Gemeinde, aus der das Geflügel stammt, seit 8 Tagen seuchenfrei war. Das in Eisenbahnwagen oder Schiffen zur Verladung gelangende Geflügel wird von den hierzu beorderten Tierärzten untersucht, und der Befund auf dem Zeugnis vermerkt. Das in einer Ausfuhrstation angelangte Geflügel unterliegt der tierärztlichen Untersuchung. Die Weiterbeförderung wird nur dann gestattet, wenn das Geflügel zweifellos für vollkommen gesund befunden worden ist.

Dieser Umstand ist auf dem Zeugnis, dem eine Übersetzung in der Sprache des Bestimmungslandes beigelegt wird, zu vermerken. Ausländisches Geflügel, dessen Durchfuhr von der Einbruchstation bewilligt wurde, unterliegt bei seinem Austritt einer erneuten Untersuchung. Sollte sich bei der Untersuchung auf der Ausfuhrstation ergeben, daß unter der Sendung die Geflügelcholera herrscht, so sind die verendeten Tiere samt den Federn und anderen Abfällen sofort zu verbrennen, und die Sendung ist, falls der Absender nicht imstande ist, sie innerhalb 48 Stunden in der Station selbst oder an einem anderen Platze zu verkaufen, in demselben Eisenbahnwagen an die Abgangsstation zurückzuweisen. Hiervon sind das Volkswirtschaftsministerium und der Tierarzt der Verladestation telegraphisch zu verständigen. Falls die Sendung an eine andere als die ursprüngliche Verladestation zum Verkaufe versendet wird, sind hiervon das Volkswirtschaftsministerium und der Tierarzt des neuen Bestimmungsorts des Transports telegraphisch zu verständigen. Die Ausladung solcher Sendungen geschieht stets unter Aufsicht des Tierarztes, der sodann die weiteren Maßregeln gegen die Verschleppung der Seuche trifft (§ 11).

G. Abdeckereiwesen.

Bestimmungen über das Abdeckereiwesen sind in § 11 des „Gesetzes über die Organisation des Sanitätswesens und über die öffentliche Gesundheitspflege" enthalten. Danach hat der Minister des Innern für Abdeckereien und für das Abdecken die nötigen Vorschriften zu erlassen. Die Kreissanitätsbehörde führt die Aufsicht und läßt den vorschriftsmäßigen Betrieb durch ihren Tierarzt überwachen. Macht sich der Abdecker wegen ordnungswidriger Geschäftsführung zum dritten Male strafbar, so wird ihm die Genehmigung zum Betriebe seines Gewerbes entzogen. Eine veterinär- und sanitätspolizeiliche Überwachung der Wasenmeistereien und Verscharrungsplätze ist auch durch § 13 des Gesetzes, betreffend die Abwehr und Tilgung ansteckender Tierkrankheiten, vorgeschrieben. Die unschädliche Beseitigung von Tierkadavern geschieht in der Weise, daß sie mit Petroleum oder ähnlich wirkenden Stoffen übergossen und dann vergraben werden.

H. Verwertung tierischer Abfälle.

In Belgrad besteht eine Fabrik, die sich mit der Verarbeitung tierischer Abfälle befaßt und ihre Produkte ausschließlich nach Österreich-Ungarn ausführt. Im übrigen werden Leimleder und Flechsen, soweit ihre Verarbeitung unmöglich ist, zur Verhütung der Fäulnis und späteren Verwertung mit Kalkmilch behandelt.

V. Schlachtvieh- und Fleischbeschau.

A. Öffentliche und private Schlachthäuser.

Die Schlachthäuser in den Städten sind von den Gemeinden errichtet. Private Schlachthäuser für Schlachtungen zur Befriedigung des Inlandsbedarfs an Fleisch gibt es nicht; dagegen bestehen 5 private Schlachthäuser, die als gewerbliche Unternehmungen für die Ausfuhr von Fleisch bestimmt sind.

Durch das „Gesetz, betreffend die Unterstützung von Schlächtereien", vom

4*

28. November 1895 a. St.[1]) können Unternehmern und Gesellschaften, die bereit sind, zeitgemäß eingerichtete Anlagen zur Schlachtung von Vieh und Geflügel jeder Art, sowie zur Verarbeitung des Fleisches zu gründen, nicht unbedeutende Vergünstigungen gewährt werden. Die Erleichterungen, die ganz oder teilweise für den Zeitraum von 10 Jahren geboten werden können, bestehen hauptsächlich in der Befreiung von Zoll und untergeordneten Steuern, Taxen und sonstigen Gebühren, die auf den Zollämtern für die Einfuhr von Maschinen, einzelnen Maschinenteilen, Eisen- und sonstigen Konstruktionen, Gerätschaften usw. sowie für die Einfuhr von allen jenen Gegenständen und Artikeln entrichtet werden, die zum Bau, zur Einrichtung und Inbetriebsetzung einer solchen Fabrik notwendig sind; ferner in der Befreiung von Ausfuhrzoll und allen untergeordneten Gebühren und Taxen, sofern solche bereits bestehen oder erst eingeführt werden sollten, für sämtliche aus den Schlächtereien hervorgegangenen Fabrikate und Halbfabrikate. Den Unternehmungen kann außerdem das Recht des freien Holzfällens in den Staatswäldern zum Zwecke der Errichtung der Fabrikgebäude nebst Zubehör gewährt werden.

Das zur Verarbeitung des rohen Fleisches notwendige Salz kann ihnen zur Hälfte des jeweiligen von der staatlichen Monopolverwaltung bestimmten Preises verkauft werden. Weiterhin können die Schlächtereien von der Entrichtung der direkten Steuern sowie sämtlicher Gemeindeabgaben, denen sonst die Fabrikgebäude und ihr Zubehör unterliegen, befreit werden, so daß sie nur die auf den Reingewinn entfallende Steuer zu entrichten haben. Sie sind berechtigt, im Sinne der vom Verkehrsministerium herausgegebenen Bauvorschriften Eisenbahnen, Straßen und Kanäle zu bauen, die zur Beförderung von Schweinen und Fabrikaten eine unmittelbare Verbindung mit den bestehenden Bahnlinien und Flußhäfen ermöglichen. Den Unternehmungen ist es auch gestattet, in ihrem Bereiche die nötigen Stallungen für das zum Schlachten und Verarbeiten bestimmte Vieh zu errichten.

Sämtliche zum Fabrikgebrauche bestimmten Gegenstände und Waren sowie alle Fabrikerzeugnisse genießen bei der Beförderung durch die serbischen Staatsbahnen Vergünstigungen, die jedoch in jedem einzelnen Falle besonders festgesetzt werden müssen. Die Unternehmungen genießen ferner bei sämtlichen Anschaffungen und Lieferungen für den Staat die Priorität, und es wird die von ihnen angebotene Ware mit 5% teurer bezahlt.

Unternehmungen, die einen jährlichen Verbrauch von 30000 Stück Vieh oder eine jährliche Ausfuhr von mindestens 1000000 kg verarbeiteten Fleisches nachweisen, werden besondere Preise aus den zu volkswirtschaftlichen Zwecken bestimmten Einkünften in Aussicht gestellt.

Die Unternehmungen sind ihrerseits verpflichtet, innerhalb längstens 2 Jahren vom Tage der Konzessionserteilung gerechnet, sowohl die Fabrik zu errichten, als auch den Betrieb aufzunehmen; jährlich 10000 bis 20000 Stück Schweine zu schlachten und zu verarbeiten (was in der Konzessionsurkunde besonders namhaft zu machen ist); alle gesetzlichen Vorschriften und Verordnungen der Veterinär- und Sanitätspolizei auf das genaueste durchzuführen; künstliche Eiskeller zur Konservierung der ge-

---

[1]) „Veröffentl. d. Kaiserl. Gesundheitsamts" 1897, S. 8.

schlachteten Tiere zu errichten; über die geschlachteten Tiere und die Menge des verarbeiteten Fleisches genau Buch zu führen und sich überhaupt allen sonstigen Vorschriften des Handelsgesetzes zu fügen; in allen ihren Beziehungen zu den serbischen Staatsbürgern, soweit es sich dabei um Angelegenheiten rechtlicher und administrativer Natur handelt, die Kompetenz der serbischen Gerichte und Behörden anzuerkennen. Sie haben ferner eine Kaution in der Höhe von 5% des gesamten Wertes des Fabrik-gebäudes und dessen Zubehör an die Kasse des Ministeriums für Handel und Volks-wirtschaft zu stellen. Die Kaution ist in serbischen Wertpapieren, für die der serbische Staat garantiert, zu leisten und wird dem Unternehmer zurückerstattet, wenn innerhalb eines Jahres die Fabrik errichtet und in Betrieb genommen wird. Andernfalls verfällt sie zugunsten der Staatskasse. Der Minister für Handel und Volkswirtschaft ist nach Anhörung des Ministerrats berechtigt, einzelne Unternehmungen von der Hinterlegung einer Kaution zu befreien.

Die genannten Vergünstigungen werden auf Vorschlag des Ministers für Handel und Volkswirtschaft und nach Anhörung des Ministerrats durch Königliche Verordnung erteilt. Der genannte Minister übt allen genehmigten Unternehmungen gegenüber das oberste staatliche Aufsichtsrecht aus und ist berechtigt, ihnen im Falle der Nicht-erfüllung der in der Königlichen Verordnung vorgeschriebenen Pflichten und Ver-bindlichkeiten durch ministerielle Entscheidung und nach Anhörung des Ministerrats die früher erteilten Vergünstigungen zu entziehen.

B. Besondere Vorschriften für Schlachtviehmärkte und öffentliche Schlachthäuser.

Die Bestimmungen des Gesetzes, betreffend die Abwehr und Tilgung ansteckender Tierkrankheiten, finden auch auf Schlachtviehmärkte und öffentliche Schlachthäuser sowie auf das dort befindliche Schlachtvieh unter besonderer Berücksichtigung folgender Punkte Anwendung.

Nach § 35 des Gesetzes liegen die der Ortsbehörde oder Seuchenkommission zu-gewiesenen Amtshandlungen bei den einer geregelten veterinärpolizeilichen Über-wachung unterstellten Schlachtviehmärkten und öffentlichen Schlachthäusern zunächst jenen Organen ob, denen die unmittelbare Beaufsichtigung des Schlachtviehmarktes oder des Schlachthauses zugewiesen ist. Der Besitzer des kranken oder verdächtigen Schlachtviehs oder sein Vertreter kann zur sofortigen Schlachtung des Viehes unter Aufsicht des Amtstierarztes angehalten werden, sofern die Art der Krankheit die Schlachtung nicht ausschließt. Nach Maßgabe der Umstände kann die Schlachtung auch auf alles andere in der betreffenden Abteilung vorhandene infektionsfähige Schlacht-vieh ausgedehnt werden. Schlachtviehhöfe und Schlachthäuser können nach Fest-stellung des Seuchenausbruchs und für die Dauer der Seuchengefahr gegen den Abtrieb der für die Seuche empfänglichen Tiere abgesperrt werden.

Strengere Absperrungsmaßregeln bedürfen der Genehmigung des Ministers für Volkswirtschaft.

C. Ausübung der Schlachtvieh- und Fleischbeschau.

Schlachtvieh- und Fleischbeschau ist nach § 12 des Viehseuchengesetzes für das Großvieh allgemein vorgeschrieben. In gewerblichen Schlachträumen ist sie auch auf das „Stechvieh" (Schafe, Ziegen, Schweine) auszudehnen. In Gemeindeschlachthäusern sowie in größeren Schlachthäusern überhaupt muß die Schlachtvieh- und Fleischbeschau approbierten Tierärzten übertragen werden. Auch bei Notschlachtungen hat stets eine Beschau stattzufinden.

Weitere Bestimmungen über Schlachtvieh- und Fleischbeschau sind durch einen Erlaß des Ministers des Innern vom 7. Februar 1883 getroffen. Danach ist in Ortschaften, wo Tierärzte und Ärzte vorhanden sind, von diesen die Besichtigung (Untersuchung) der Tiere vor und nach der Schlachtung vorzunehmen und das Fleisch bei Nichtbeanstandung zum öffentlichen Verkehr freizugeben. Auf dem flachen Lande soll die Kontrolle über die Schlachtungen nach dem alten Gesetzreglement für die Schlachthäuser vom 8. April 1839 a. St. durch einen vom Gemeindeamt bestellten Sachverständigen ausgeübt werden.

D. Trichinenschau.

Eine Trichinenschau wird in Serbien nicht ausgeübt; jedenfalls ist sie nicht zwingend vorgeschrieben. Es wird versichert, daß Trichinen bei Schweinen bisher noch in keinem einzigen Falle nachgewiesen worden seien, und man führt dieses Nichtvorkommen von Trichinen auf die in Serbien übliche Mästungsweise zurück.

E. Verfahren mit beanstandetem Fleische.

Beanstandetes Fleisch wird mit Karbolsäure oder Petroleum übergossen und hierauf vergraben. Nur das Fett darf — unter Kontrolle der Steuerbehörde — für technische Zwecke, z. B. zur Seifenfabrikation, verwendet werden.

F. Vieh- und Fleischpreise.

Über die Vieh- und Fleischpreise liegen für 1908 folgende Angaben vor.

Schweine kosteten 1 kg Lebendgewicht nach Abzug von 45 kg bei einem Paar und 4% Rabatt 90 bis 95 Cents. Schweinefleisch wurde in Belgrad mit 1,20 Fr., im Innern des Landes mit 90 bis 95 Cents pro 1 kg bezahlt.

Rinder kosteten 1 kg Lebendgewicht ohne Abzug 30 bis 35 Cents. Rindfleisch kostete in Belgrad 90 bis 95 Cents, im Innern des Landes 60 Cents für 1 kg.

Ein Paar Schafe wurde bei einem Lebendgewicht von je 30 bis 35 kg durchschnittlich mit 24 Fr. bewertet. Schaffleisch kostete in Belgrad 60 Cents, im Innern des Landes 40 Cents pro 1 kg.

Im Jahre 1912 waren die Vieh- und Fleischpreise etwa folgende:

Schweine kosteten 1 kg Lebendgewicht nach Abzug von 45 kg bei einem Paar und 4 % Rabatt 1,10 Fr. bis 1,30 Fr. Schweinefleisch wurde in Belgrad mit 1,30 bis 1,60 Fr., im Innern des Landes mit 1,10 bis 1,30 Fr. pro 1 kg bezahlt.

Rinder kosteten 1 kg Lebendgewicht ohne Abzug 60 bis 85 Cents; Rindfleisch kostete in Belgrad 1,30 bis 1,45 Fr., im Innern des Landes 1,10 bis 1,20 Fr. für 1 kg.

Ein Paar Schafe wurde bei einem Lebendgewicht von je 30 bis 35 kg durchschnittlich mit 34 bis 35 Fr. bewertet. Schaffleisch kostete in Belgrad 1,10 bis 1,20 Fr., im Inneren des Landes 90 bis 95 Cents pro 1 kg.

Die Marktpreise werden von den Gemeinden an das statistische Amt in Belgrad gemeldet und in einer Sonderausgabe seiner amtlichen Mitteilungen veröffentlicht. Die letzte Ausgabe dieser Mitteilungen: „Statistique des prix de produits agricoles dans le royaume de Serbie" umfaßt die Jahre 1896 bis 1900. Regelmäßige Veröffentlichungen in den Tagesblättern erfolgen nicht.

Die Durchschnittspreise (in Fr. = Dinaren) im Jahre 1907 sind aus nachstehender Übersicht, die sich auf 11 größere Orte erstreckt, ersichtlich:

Orte	Durchschnittspreise für													
	Schweine		Schweinefleisch	Schweinefett	Speck	Ochsen	Kühe	Rindfleisch	Widder	Schafe	Lämmer	Schaffleisch	Ziegen	Zickel
	fette	magere												
	1 Stck.	1 Stck.	1 kg	1 kg	1 kg	1 Stck.	1 Stck.	1 kg	1 Stck.	1 Stck.	1 Stck.	1 kg	1 Stck.	1 Stck.
Belgrad . .	83,96	32,79	0,99	1,08	1,10	225,42	133,33	0,83	18,58	13,29	7,75	0,75	12,11	6,72
Waljewo. .	73,96	20,50	0,78	1,10	0,80	116,67	107,—	0,76	14,79	10,12	6,33	0,63	—	4,58
Kragujewatz	68,21	23,37	0,81	1,13	0,78	149,58	108,75	0,71	14,72	11,03	6,67	0,63	11,—	6,20
Leskowatz .	77,92	22,71	0,69	1,08	0,92	181,67	118,33	0,62	11,67	7,71	5,06	0,54	8,67	5,19
Negotin . .	66,04	22,58	0,78	1,08	0,99	130,—	87,50	0,68	9,—	8,25	5,07	0,54	9,95	4,42
Nisch . .	90,—	28,96	0,92	1,22	1,13	150,—	115,—	0,80	15,21	11,12	4,72	0,60	12,67	4,83
Pirot . . .	103,75	37,71	0,76	0,97	0,83	173,54	115,83	0,69	11,37	8,67	5,25	0,63	11,04	5,14
Pozarewatz.	73,75	29,37	0,85	1,—	0,94	177,08	114,17	0,70	16,30	11,73	6,25	0,65	10,86	4,83
Semendria .	70,42	30,42	0,85	1,03	0,98	184,17	132,91	0,70	18,71	11,18	6,28	0,60	13,14	5,50
Užitze . .	81,25	28,42	0,70	1,45	1,—	166,36	81,36	0,60	12,58	9,96	6,46	0,67	9,71	4,83
Schabatz .	95,—	25,—	0,97	1,17	1,04	156,—	122,—	0,85	14,79	10,95	7,90	0,76	9,83	5,50
durchschnittlich[1) . . .	73,75	24,58	0,73	1,16	0,87	155,72	113,10	0,66	12,91	9,38	6,15	0,58	10,28	5,05

Neuere Durchschnittspreise können nicht mitgeteilt werden. Es wird jedoch von verschiedenen Seiten, die die einschlägigen Verhältnisse kennen, übereinstimmend behauptet, daß die Durchschnittspreise für das Jahr 1912 um etwa 40% höher anzusetzen sind als im Jahre 1907.

G. Verbote und Beschränkungen der Ein- und Durchfuhr von Fleisch, Fett und Erzeugnissen aus Fleisch und Fett.

Bezüglich der Ein- und Durchfuhr von Fleisch, Fett und Erzeugnissen daraus besteht in Serbien lediglich die Beschränkung, daß diese Sendungen mit Ursprungs- und Gesundheitsattesten versehen sein müssen. Auf den Einfuhrstationen werden solche Sendungen einer sanitätspolizeilichen Kontrolle unterzogen. In Betracht kommen für die Einfuhr Dauerwürste (Salami) aus Ungarn und Italien, Schinken und Speck aus Prag und Westfalen.

H. Staatliche Schlachtviehversicherung.

Eine staatliche Schlachtviehversicherung ist in Serbien nicht eingerichtet.

[1) Die Durchschnittspreise beziehen sich nicht nur auf die oben genannten 11 Ortschaften, sondern auch auf weitere, die ihrer geringen Bedeutung halber hier nicht mit aufgenommen sind.

Das Veterinärwesen
einschließlich einiger verwandter Gebiete in Norwegen.

Nach Berichten des Kaiserlichen Generalkonsulats in Kristiania
und nach anderen Quellen

bearbeitet durch

Dr. Hall,
ständigem Mitarbeiter im Kaiserlichen Gesundheitsamte.

———

I. Veterinärbehörden und tierärztliches Personal.

A. Organisation der Veterinärbehörde.

Die Leitung des Veterinärwesens in Norwegen liegt in den Händen des Veterinärdirektors, der in Kristiania seinen Amtssitz hat und dem Landwirtschaftsministerium
in Kristiania unterstellt ist. Der Veterinärdirektor bekleidet die Stelle eines Bureau-
chefs und ist Vortragender Rat in allen Veterinärangelegenheiten. Zur Unterstützung
ist ihm ein Tierarzt als Departementssekretär zugewiesen. Der Veterinärdirektor hat
die Aufgabe, die Durchführung aller auf dem Gebiete der Veterinärpolizei, der öffentlichen Fleischbeschau und des sonstigen Veterinärwesens erlassenen Bestimmungen zu
überwachen und Anweisungen über die Durchführung dieser Bestimmungen zu erteilen.
Zu seinen Dienstobliegenheiten gehört es auch, Tierärzte zur Ausübung des tierärztlichen Berufs in Norwegen zu ermächtigen und die alljährlich bei ihm eingehenden
tierärztlichen Seuchen- und Fleischbeschauberichte in Form eines Jahresberichts zu
bearbeiten. Außerdem finden unter seiner Aufsicht und Leitung von Zeit zu Zeit
Fortbildungskurse für approbierte Tierärzte statt.

Mit der Durchführung der Veterinärpolizei sind außer den Amtmännern die
Tierärzte betraut. Die öffentliche Fleischbeschau liegt in Norwegen ausschließlich in
den Händen der Tierärzte.

B. Geprüfte Tierärzte.

Jeder geprüfte Tierarzt ist verpflichtet, bei Verlegung seines Wohnsitzes in einen
anderen Bezirk durch Vermittlung des zuständigen Amtmanns das Landwirtschaftsministerium hiervon in Kenntnis zu setzen. Auch hat er, sofern er praktisch tätig
ist, dem Landwirtschaftsministerium alljährlich einen Bericht über seine tierärztliche
Tätigkeit einzureichen.

C. Tierärztliche Bildungsanstalten, Vorbildung und Ausbildung der Tierärzte.

Eine tierärztliche Bildungsanstalt besitzt Norwegen zurzeit nicht. Die norwegischen Studierenden der Tierheilkunde sind bei ihrem Studium auf ausländische Lehr-
anstalten angewiesen. Die Mehrzahl der norwegischen Veterinärstudenten besucht die
Tierärztliche und Landwirtschaftliche Hochschule in Kopenhagen. Vorbedingung für
die Zulassung norwegischer Staatsangehöriger zum tierärztlichen Studium an dieser
Hochschule ist das erfolgreiche Bestehen des norwegischen „examen artium" oder der
für dänische Staatsangehörige vorgeschriebenen Prüfungen und einer Ergänzungsprüfung
in Latein für diejenigen, die keine Prüfung in Latein abgelegt haben. Bei ihrer
Aufnahme als Studierende an der genannten Hochschule müssen sich norwegische
Staatsangehörige verpflichten, daß sie nach erfolgreich abgelegter tierärztlicher Fach-
prüfung nur mit Genehmigung des dänischen Landwirtschaftsministers tierärztliche
Tätigkeit in Dänemark ausüben. Im übrigen gelten für die norwegischen Studierenden
der Tierheilkunde an der Tierärztlichen Hochschule in Kopenhagen noch folgende
Bestimmungen:

1. Die Studienzeit, die auf $4^{1}/_{2}$ Jahre festgesetzt ist, darf um höchstens 2 Jahre
überschritten werden.

2. Die Kosten für die Vorlesungen, Übungen und Prüfungen sind doppelt so hoch wie für Einheimische und betragen insgesamt 740 Kr.[1]). Davon entfallen 100 Kr. auf Prüfungsgebühren. In Ausnahmefällen kann jedoch das Landwirtschaftsministerium diese Kosten ermäßigen.

3. Norwegische Studierende haben keinen Anspruch auf dänische Stipendien. Unter gewissen Voraussetzungen werden norwegischen Veterinärstudenten aber vom norwegischen Landwirtschaftsminister Stipendien bewilligt.

Seit dem Jahre 1890 ist in Kristiania ein staatliches Veterinärlaboratorium errichtet, das unter Leitung des Veterinärdirektors steht. Dieses Laboratorium dient seit 1892 in erster Linie zur Herstellung von Tuberkulin zu diagnostischen Zwecken. Zurzeit wird in Kristiania aus Staatsmitteln ein neues, den Anforderungen der Neuzeit entsprechendes Veterinärinstitut errichtet. Für den Bau und die Einrichtung dieses Instituts, das bis zum Frühjahr 1914 eröffnet werden soll, sind 400 000 Kr. in Aussicht genommen. Außer Tuberkulin sollen in dem neuen Institut auch Schutzimpfstoffe, insbesondere gegen Bradsot der Schafe und seuchenhaftes Verkalben bei Rindern, hergestellt und die Tierkrankheiten planmäßig erforscht werden. In dem bereits bestehenden Veterinärlaboratorium findet alle zwei Jahre ein Fortbildungskursus für approbierte Tierärzte statt. Die Teilnehmer an diesen Kursen erhalten Staatsstipendien.

D. Zahl der Tierärzte.

Im Jahre 1912 waren in Norwegen 242 approbierte Tierärzte vorhanden. Seit dem Jahre 1905 hat sich die Zahl der Tierärzte um 43 vermehrt.

E. Beamtete Tierärzte.

An beamteten Tierärzten gibt es in Norwegen Staatstierärzte und Amtstierärzte. Für die Anstellung als beamteter Tierarzt ist die Ablegung einer besonderen Prüfung nicht vorgeschrieben.

Staatstierärzte gibt es in Norwegen zwei, und zwar je einen in Bergen und Tromsö. Ihre Anstellung und Entlohnung geschieht durch den Staat, der auch Dienstvorschriften für die Staatstierärzte erlassen hat. Die Dienstanweisung für den Staatstierarzt in Bergen schreibt vor, daß er zur Vornahme von mikroskopischen und anderen tierärztlichen Untersuchungen ein Laboratorium einzurichten hat. Ihm obliegt die Untersuchung des in Zweifelsfällen von den Tierärzten seines Bezirks zur Feststellung der Krankheitsursache eingehenden Materials seuchenverdächtiger Tiere. Ferner hat er auf den allgemeinen Gesundheitszustand der Haustiere seines Bezirks zu achten und auf Grund wissenschaftlicher Forschung nach wirksamen Mitteln zur Bekämpfung der Tierseuchen zu forschen. Zur Förderung des Sinnes für Haustierpflege, Tierseuchenverhütung und -Bekämpfung unter den Tierbesitzern hat er gelegentlich entsprechende Vorträge zu halten. Ferner hat er gegen Entschädigung aus der Staatskasse innerhalb und erforderlichenfalls auch außerhalb seines Bezirks veterinärpolizeiliche Untersuchungen vorzunehmen, die Ein- und Ausfuhr von Vieh in Bergen und dessen nächster Umgebung zu beaufsichtigen, sich als tierärztlicher Sachverständiger

---

[1]) 1 Krone = 100 Öre = 1,25 Mark.

den Gerichten zur Verfügung zu stellen und im Verhinderungsfall eines Tierarztes seines Bezirks auf Verlangen und auf Kosten des Bezirks Tuberkulinimpfungen auszuführen. Die Stellung des Staatstierarztes ist beiderseits mit sechsmonatiger Frist kündbar. Ähnliche Dienstvorschriften sind auch für den Staatstierarzt in Tromsö erlassen.

Die Zahl der Amtstieräzte in den 20 norwegischen Ämtern betrug im Jahre 1912 132. Ihre Zahl in den einzelnen Ämtern ist sehr verschieden je nach der Größe und dem Viehreichtum der Ämter. Wird von einer oder mehreren Gemeinden zusammen die Anstellung eines Amtstierarztes gewünscht, so ist dies seitens der Gemeindevertreter im „Amtsting" (Vertretung der „Amtskommune" unter dem Vorsitz des Amtmanns) zur Sprache zu bringen. Sofern das „Amtsting" das Bedürfnis für die Anstellung eines Amtstierarztes anerkennt, stellt der Amtmann bei der Regierung den Antrag auf Bewilligung eines Staatszuschusses für die zu errichtende Amtstierarztstelle. Die Anstellung des Amtstierarztes erfolgt durch den Amtmann, die Entlohnung zur Hälfte vom Staate und zu je einem Viertel von der Amtskommune und der betreffenden Gemeinde oder den Gemeinden, die die Amtstierarztstelle beantragt haben. Für die Amtstierärzte sind von den einzelnen Amtmännern Dienstvorschriften ausgearbeitet. Diese sind für die einzelnen Ämter verschieden. Vom Staate ist den Amtstierärzten die veterinärpolizeiliche Überwachung der Ein- und Ausfuhr von Vieh sowie die staatliche Tierseuchenbekämpfung zur Pflicht gemacht. Außerdem haben sie sich in allen Veterinärangelegenheiten den Gerichten als Sachverständige zur Verfügung zu stellen. Seitens des Amtes wird im allgemeinen von den Amtstierärzten verlangt, daß sie sich für Viehzucht interessieren und durch Vorträge und Belehrungen die Zucht und Pflege der Haustiere fördern, an bestimmten Tagen bestimmte Ortschaften besuchen und sich mit ihrem Rate den Besitzern kranker Haustiere daselbst zur Verfügung stellen. Die Reisekosten werden den Amtstierärzten in diesem Falle aus der Staatskasse bezahlt; für die Kosten der Untersuchung und Behandlung kranker Tiere haben dagegen die Tierbesitzer aufzukommen.

II. Viehbestand.

A. Zahl der Tiere.

Nach der letzten Viehzählung vom 30. September 1907 waren in Norwegen vorhanden:

	In ganz Norwegen	In den Landbezirken	In den Städten
Pferde	172 468	163 780	8 688
Rindvieh	1 094 101	1 088 635	5 466
Schafe	1 393 488	1 391 168	2 320
Ziegen	296 442	295 777	665
Schweine	318 556	307 308	11 248
Renntiere	142 623	142 623	—
Federvieh:			
Hühner	1 460 359	1 391 347	69 012
Enten	9 031	8 230	801
Gänse	9 898	9 670	228
Truthühner	3 151	2 961	190
Kaninchen	41 359	34 177	7 182

Mit den Viehzählungsergebnissen früherer Jahre können die obigen Angaben nicht ohne weiteres verglichen werden, weil die früheren Viehzählungen jeweils gegen oder am Ende des Jahres stattgefunden haben. Um sie indessen vergleichsfähig zu machen, ist auch der Viehbestand am Ende des Jahres 1907 festgestellt worden, indem man von dem am 30. September ermittelten Viehbestand die Anzahl des Viehs in Abzug brachte, das schätzungsweise im letzten Vierteljahre geschlachtet wurde. In der nachstehenden Tabelle ist der auf diese Weise ermittelte Viehbestand im Jahre 1907 zu denjenigen früherer Jahre in Vergleich gesetzt.

Jahr	Pferde	Hornvieh	Schafe	Ziegen	Schweine	Renntiere
1835	113 163	644 414	1 028 945	184 518	79 874	88 225
1845	131 894	842 568	1 447 274	290 950	88 637	90 273
1855	154 447	949 935	1 596 199	357 102	113 320	116 891
1865	149 167	953 036	1 705 394	290 985	96 166	101 768
1875	151 903	1 016 617	1 686 306	322 861	101 020	96 567
1890	150 898	1 006 499	1 417 524	272 458	121 057	170 134
1900	172 999	950 201	998 819	214 594	165 348	108 784
1907 (31. 12.)	170 325	1 027 520	991 211	222 717	163 467	133 473

B. Verhältnis des Viehbestandes zur Bevölkerung und Bodenfläche.

Beim Vergleiche der Ergebnisse der Viehzählung am 30. September 1907 mit denjenigen der nächsten Volkszählung am 1. Dezember 1910, bei der Norwegen 2 391 782 Einwohner zählte, ergibt sich das in nachstehender Tabelle angegebene Zahlenverhältnis zwischen Viehbestand und Bevölkerung im Jahre 1907.

Es entfielen auf je 1000 Einwohner im Jahre 1907 durchschnittlich:

	In ganz Norwegen	In den Landbezirken	In den Städten
Pferde	72	96	13
Hornvieh	457	640	8
Schafe	582	817	3
Ziegen	124	174	1
Schweine	133	181	16
Renntiere	60	84	—
Federvieh	620	830	102

Im Vergleich zu den Zählungen der früheren Jahre stellt sich das Ergebnis folgendermaßen:

Jahr	Pferde	Hornvieh	Schafe	Ziegen	Schweine	Renntiere
1835	95	539	858	154	67	79
1845	99	634	1 089	219	67	68
1855	104	638	1 071	240	76	78
1865	88	560	1 002	171	57	60
1875	84	563	933	179	56	53
1890	75,4	503	708,4	136,2	60,5	85
1900	77,2	422,2	445,9	95,8	73,8	48,6
1907 (31. 12.)	71,2	429,4	414,3	93,1	68,3	55,8

Die Gesamtfläche Norwegens beträgt nach dem Statistischen Jahrbuch für 1912:
322 908,82 qkm. Auf 1 qkm der Gesamtfläche entfielen demnach am 30. September 1907:

0,534 Pferde,

3,388 Rinder,

4,315 Schafe,

0,915 Ziegen,

0,987 Schweine,

0,442 Renntiere.

Von der angegebenen Gesamtfläche sind jedoch etwa ²/₃ unproduktives Land.
Der größte Teil des anderen Drittels ist mit Wald bewachsen. Ein weit geringerer
Teil, etwa 10000 qkm oder etwas über 3 % der Oberfläche des Festlandes, sind Ge-
birgsweiden oder anderer unbebauter Boden. Nur etwa 14000 qkm oder 4¹/₂ % des
Landes sind im eigentlichen Sinne bebaut.

Der Wert, den der Viehbestand Norwegens zu verschiedenen Zeiten, zuletzt im
Jahre 1907, dargestellt hat, ergibt sich aus der nachstehenden Zusammenstellung:

	Wert in Kronen in den Jahren			
	1875	1890	1900	1907 (31. 12.)
Pferde	48 800 000	34 600 000	51 830 000	57 336 000
Hornvieh	74 400 000	70 600 000	73 730 000	97 417 000
Schafe	16 800 000	17 300 000	12 820 000	16 335 000
Ziegen	3 200 000	2 900 000	2 400 000	2 917 000
Schweine	6 500 000	7 300 000	13 120 000	15 117 000
Renntiere	1 600 000	3 200 000	2 100 000	2 819 000
Insgesamt	151 300 000	135 900 000	156 000 000	191 941 000
Auf den Kopf der Bevölkerung errech- neter Wert	102,2	89,2	96,8	112,8

C. Hauptsächliche Tierrassen.

1. Pferde[1].

Die Pferdezucht in Norwegen wird ausschließlich von Landwirten betrieben.
Zu ihrer Förderung werden auf Veranlassung des Staates Zuchtpferdeausstellungen
und Prämiierungen veranstaltet.

Es werden zwei Pferderassen unterschieden, nämlich die Fjordpferde und der
Gudbrandsdaler Pferdeschlag.

Die meist grauen oder isabellenfarbenen Fjordpferde sind durchschnittlich
1,40 m groß, von gutartigem und lebhaftem Temperament, kräftigem Körperbau und
starken Gelenken. Sie eignen sich weniger zum Reiten als zum Ziehen der kleinen
norwegischen Karren und der Ackergeräte. In den Fjeld- und Fjord-Gebieten werden
sie als Reisepferde benutzt. Die besten Fjordpferde finden sich angeblich in Rosmarked
und einigen Gegenden von Nordmoor.

---

[1] Vergl. Schwarzneckers Pferdezucht IV. Aufl. 1902, S. 175 und Müller, Studien
und Beiträge zur Geographie der Wirtschaftstiere 1903, S. 217.

Die Gudbrandsdaler Pferde sind 1,50 bis 1,62 m groß, meist Falben mit Aalstrich, schwarzer Mähne und schwarzem Schweife und von kräftigem Körperbau. Die äußerst genügsamen und widerstandsfähigen Pferde weisen große Schnelligkeit und Ausdauer im Trabe auf und werden insbesondere als Artilleriepferde sehr geschätzt. Vorzügliche Dienste leisten diese Pferde auch bei der Feldbestellung und beim Abholzen von Wäldern zum Schleppen von Baumstämmen. Das Hauptzuchtgebiet des Gudbrandsdaler Pferdes ist das Amt Kristiania, insbesondere das südliche Gudsbrandsdalen, einer der fruchtbarsten Teile Norwegens. Alljährlich findet im Herbste in Lillehammer ein großer Pferdemarkt statt, der hauptsächlich mit Gudbrandsdaler Pferden befahren ist und auch von zahlreichen Käufern aus Schweden und Dänemark besucht wird.

2. Rinder.

Die Rindviehzucht ist über das ganze Land bis in den äußersten Norden verbreitet.

Das meist verbreitete und am meisten charakteristische Rind Norwegens ist das Telemarker Rind. Sein Verbreitungsgebiet ist die Landschaft Telemarken mit den angrenzenden Gebietsteilen des südlichen Norwegens. In vielen abgelegenen Dörfern ist es seit undenklichen Zeiten rein gezüchtet worden und daher in der Vererbung sehr beständig. Es ist ein anspruchsloses, zähes und trotz der oft ärmlichen Futterverhältnisse seiner Heimat verhältnismäßig milchreiches Gebirgsrind, das sich fast überall in Norwegen bewährt und als Zuchttier einen ziemlich großen Markt im Lande aufzuweisen hat. Sein Körperbau ist fein; die Farbe rot oder rotbraun, Rückenlinie und Bauch meist weiß, Kopf und Beine oft gesprenkelt. Die Hörner sind außerordentlich lang und nach aufwärts gebogen und, wie bei den meisten norwegischen Rindern, zum Putz und Schutz beim Stoße am Ende mit Messingknöpfen versehen. Zur Fleischproduktion und zur Mast sind sie völlig ungeeignet. Die Stiere, die im Sommer mit den Kühen frei in den Bergen weiden, sind oft sehr temperamentvoll, ältere Tiere oft bösartig. Um sie zu zähmen, werden sie ins „Karriol“ gespannt und vom Wagen aus mit langen Zügeln, die an einer Maulstange befestigt sind, geleitet. Das Vorfahren der Stiere spielt bei deren Prämiierung auf Ausstellungen eine große Rolle. Das Gewicht der Kühe beträgt 275 bis 350 kg. Der Milchertrag 1500 bis über 3000 kg. Für das obere Telemarken wird der Durchschnittsmilchertrag im Jahre 1905 mit 1598 l, für Nieder-Telemarken mit 1734 l angegeben. Einzelne gute Kühe geben 4000 kg und mehr. Der Fettgehalt beträgt ungefähr 3,5%.

Das Telemarker Rind und dessen Abarten findet man auch in allen an sein eigentliches Zuchtgebiet grenzenden Tälern, so im Sätersdal, im Numedal, im Hallindal, in Valdres, teilweise im Gudbrandsdal und im westlichen Teil der Landschaft Hedemarken. Wo die Telemarker Rinder vom Gebirge herab in die Ebenen gekommen sind und sich mit anderen Rassen vermischt haben, haben sie mehr oder minder ihr charakteristisches Aussehen verloren. Bei solchen Tieren sind die Farbe heller und die Hörner kürzer geworden und auch ganz hornlose Tiere kommen vor.

Die beiden großen Täler im Osten des Landes, das Gudbrandsdal und Österdal, haben ein Vieh mit brauner oder schwarzbrauner Haarfarbe. Sie sind etwas stärker und schwerer gebaut, als die Telemarker. Das mittlere Gewicht beträgt 300 bis 350 kg. Die Hörner sind kürzer als bei den Telemarkern, es kommt auch vor, daß sie lose an der Kopfhaut sitzen oder ganz fehlen. Zur Fleischproduktion eignen sie sich etwas besser, als die Telemarker. Der Durchschnittsmilchertrag schwankt zwischen 1000 und 2000 kg. Die Statistik für 1905 gibt als Durchschnittsmilchleistung im nördlichen Gudbrandsdal 1188 l, im westlichen Österdal 1525 l an. Der Fettgehalt beträgt etwa 3,6 %.

Im Norden an diesen Zuchtbezirk schließt sich ein kleiner Bezirk um den Ort Röros, wo ein kleines hornloses Rind mit schwarzweißer Haarfarbe, weißem Rücken und Bauch, weißem Kopf mit schwarzem Maul, schwarzen Ohrenspitzen und mit mehr oder minder zahlreichen schwarzen Flecken in den weißhaarigen Körperteilen gezüchtet wird. Das Gewicht der Kühe schwankt zwischen 200 und 300 kg, der Milchertrag zwischen 1200 und 1400 kg.

Im Südosten des Landes, in den Ämtern Smaalenene und Akershus, ist ein roter oder rotgelber Viehschlag zu Hause, dessen Zuchtgebiet sich nach Schweden hin fortsetzt und der seiner Abstammung nach zu den ältesten Rindern Skandinaviens gehört, die sogenannten Rödkoller. Sie sind meist einfarbig und immer hornlos. Woher die Hornlosigkeit kommt, ist nicht genau bekannt. Man nimmt an, daß sie eine von den Urahnen des Stammes übernommene Eigentümlichkeit ist. Die Rödkoller sind eine ausgesprochene Milchrasse, jedoch eher zur Fleischproduktion geeignet, größer und stärker, als die Telemarker. Das Gewicht der Kühe beträgt 350 bis 450 kg. Der mittlere Milchertrag 1789 l. Die Rödkoller gewinnen zurzeit an Land. Ihre Züchter meinen, daß sie im Süden des Landes mit der Zeit alle Täler besetzen und nur die Berge den Telemarkern überlassen werden.

Neben all den bisher genannten rotbunten Rindern hat Norwegen auf der Westküste eine schwarzfarbige Viehrasse, die sogenannten Küstenrinder. Weiterhin findet man im Südwesten Norwegens in den Städten Stavanger, Bergen und herauf bis nach Drontheim kleines, bisweilen hornloses Vieh mit sehr verschiedenartiger Färbung. Die meist charakteristische Färbung ist schwarz, grau und schwarz- oder graubunt. Das Körpergewicht der Kühe schwankt zwischen 200 und 250 kg. Als mittlerer Milchertrag dieser kleinen Kühe werden 953 bis 1343 l angegeben mit einem Fettgehalt von etwa 3,8 %.

Bei Drontheim findet man wieder rotes Vieh, das stark mit Ayrshire gekreuzt ist. In Nordland, auf den Lofoten und im Amt Tromsö hat man wieder die schwarzen Fjordkühe. Nördlich von den Lofoten gibt es im Bardo- und Maalselvdal wieder Ayrshirenachkommen. Im allerhöchsten Norden schließlich hält man kleine, hellfarbige Rinder, die in Anbetracht der primitiven Lebensbedingungen jener Gegenden nur eine sehr geringe Schwere und Milchproduktion aufweisen.

3. Schweine.

Die in Norwegen vorkommenden Schweinerassen sind das getigerte norwegische Landschwein und die Yorkshire-Rassen. Außerdem kommen Kreuzungsprodukte dieser beiden Rassen vor. Die Einfuhr von Zuchtschweinen aus England ist sehr gering, da im Lande selbst genügend Reinzuchten vorhanden sind.

4. Schafe[1].

Die Schafe Norwegens sind kleine, magere, grobwollige Kurzschwanzschafe. Das Hauptzuchtgebiet liegt im Amte Stavanger. An der ganzen Westküste, wo die Schafzucht betrieben wird, sind Klima und Boden dem Graswuchs günstig.

5. Ziegen.

Die Ziegenhaltung ist in Norwegen verhältnismäßig stark entwickelt. Besonders in den Gebirgsgegenden ist die Ziege ein sehr geschätzter Milchlieferant, der den Rohstoff für die norwegische Ziegenkäsefabrikation liefert.

D. Viehzucht, Viehhaltung und Viehverwertung.

Die Viehzucht ist über das ganze Land verbreitet. Sie verfolgt in erster Linie den Zweck, die Bedürfnisse des eigenen Landes an Tieren und tierischen Produkten zu befriedigen. In Gegenden, die wegen der Höhe des Landes für den Ackerbau nicht geeignet sind, bildet die Viehzucht einen selbständigen Erwerbszweig. Zur Förderung der Viehzucht werden vom Staate alljährlich erhebliche Beträge zur Verfügung gestellt. In einzelnen Ämtern mit bedeutender Viehzucht sind Staatskonsulenten für Viehzucht staatlich angestellt. Die Staatskonsulenten sind Tierärzte. Ferner befinden sich als Berater in allen landwirtschaftlichen Fragen in jedem Amte staatlich angestellte landwirtschaftliche Sachverständige. Schließlich werden zur Förderung der Viehzucht von den Genossenschaften alljährlich mit staatlicher Unterstützung Viehausstellungen veranstaltet.

Während des größten Teiles des Jahres findet Stallhaltung des Viehes statt. Im Sommer werden etwa $\frac{1}{4}$ aller Kühe und Schafe und die Hälfte aller Ziegen nach Sennwirtschaften ins Hochgebirge getrieben, wo sie den Sommer über verbleiben[2].

Die norwegische Pferdezucht bezweckt die Zucht von Arbeits- und Militärpferden für die Zwecke des eigenen Landes. Pferdesport wird nicht getrieben. Die Ausfuhr von norwegischen Pferden ist nur sehr gering und erfolgt fast ausschließlich nach Schweden und Dänemark (vergl. die Ausfuhrtabelle auf S. 54).

Die Rindviehzucht dient in erster Linie der Gewinnung von Fleisch, Milch, Butter und Käse. Arbeitsleistung wird von den norwegischen Rindern nur ausnahmsweise verlangt. Die Ausfuhr von Rindvieh nach dem Ausland ist bedeutungslos und erstreckt sich alljährlich nur auf vereinzelte Rindviehstücke. Trotz der sehr starken Rindviehhaltung reicht die einheimische Rindviehzucht Norwegens nicht aus, um den Bedarf des Landes an Fleisch und tierischen Produkten, mit Ausnahme von Butter, wovon das Land bis zum Jahre 1909 eine Mehrausfuhr von 1,2 Millionen kg zu ver-

---

[1] Vergl. Müller, Studien und Beiträge zur Geographie der Wirtschaftstiere. Leipzig, 1903, S. 77.

[2] Dr. Frost, Die landwirtschaftlichen Verhältnisse Norwegens. Archiv des Deutschen Landwirtschaftsrats. XXXVI. Jahrgang. Bericht über die Verhandlungen der XI. Plenarversammlung des Deutschen Landwirtschaftsrats vom 13. bis 16. Februar 1912, S. 304.

zeichnen hatte, zu befriedigen. Alljährlich werden sowohl lebendes Rindvieh, als auch Rindfleisch und Käse aus dem Ausland nach Norwegen eingeführt (vergl. die Einfuhrtabelle auf S. 54 und die Tabelle auf S. 89). Das Unvermögen Norwegens, den Fleischbedarf mit einheimischem Rindfleisch zu decken, erklärt sich zum Teil aus den schlechten Verkehrsmitteln, zum Teil aus der Ungeeignetheit der norwegischen Rinder zur Fleischproduktion[1]).

Die Schweinezucht[1]) wird in Norwegen dort betrieben, wo es eine Milchwirtschaft gibt. Der Schweinebestand ist verhältnismäßig klein und seine Zunahme nur gering. Einer stärkeren Schweinehaltung steht der Mangel an genügenden Mengen von Molkereiabfällen hemmend entgegen. Der Bedarf an Schweinefleisch wird von der einheimischen Schweinezucht nicht gedeckt. Dementsprechend findet eine nur unbedeutende Ausfuhr von Schweinen nach dem Ausland statt.

Die norwegische Schafzucht bezweckt die Zucht von Woll- und Fleischschafen. Trotz der günstigen natürlichen Bedingungen für die Schafzucht ist sie, mangels zureichender Absatzmöglichkeiten, in den letzten Jahren zurückgegangen.

Die Ziegenzucht wird in erster Linie der Milch wegen betrieben. Aus Ziegenmilch wird in Norwegen ein sehr schmackhafter Käse hergestellt, der in größeren Mengen nach den Vereinigten Staaten von Amerika ausgeführt wird.

E. Staatliche Viehversicherung.

Eine staatliche Viehversicherung gibt es in Norwegen nicht. Dagegen sind zahlreiche örtliche Viehversicherungs-Gesellschaften auf Gegenseitigkeit vorhanden, die die Versicherung von Vieh betreiben. Die Tätigkeit von drei größeren derartigen Versicherungs-Gesellschaften erstreckt sich über das ganze Land.

III. Viehverkehr.

A. Viehhandel.

In früheren Zeiten spielte sich der Viehhandel zum großen Teil auf öffentlichen Märkten ab. Kristiania war der Hauptmarkt für den Osten, Bergen für den Westen und Drontheim für die nördlicheren Landesteile. Daneben gab es eine Menge kleinerer Marktplätze, wie Hamar, Lillehammer, Gjövik, Voss, Fagernes u. a. Außerdem hatte fast jede Gemeinde ihren eigenen Markt. Es gab Pferdemärkte, Kuhmärkte, Wollmärkte, Ledermärkte usw. In neuerer Zeit hat dieser Markthandel fast ganz aufgehört. Der Viehhandel liegt heute in den Händen von Kommissionären, die das Land bereisen und mit den Landwirten ihre Geschäfte abschließen.

Bezüglich aller größeren Ein- und Verkäufe von landwirtschaftlichen Erzeugnissen sind die Bauern auf ihre Kommissionäre angewiesen, die ihre Kühe und Schweine auf den Markt bringen. Die weiten Abstände und mangelhaften Verkehrsmittel, vor allem der Mangel an raschen Beförderungsmitteln, sind der Haupthemmschuh für den unmittelbaren Absatz der landwirtschaftlichen Erzeugnisse durch die Landwirte selbst. Diesen Verhältnissen ist es denn auch zuzuschreiben, daß die

---

[1]) Frost a. a. O.

Milchwirtschaft, Schweinehaltung und Schafzucht, für die Norwegen sehr gute Entwicklungsmöglichkeiten bietet, nur wenig Fortschritte machen oder gar, wie dies hinsichtlich der Schafzucht der Fall ist, zurückgehen.

Der Umfang des norwegischen Viehverkehrs mit dem Ausland in den Jahren 1905 bis 1911 ist aus den beiden nachstehenden Tabellen über die Ein- und Ausfuhr von Vieh ersichtlich.

Einfuhr von Vieh nach Norwegen in den Jahren 1905 bis 1911.

Tiergattung	Zahl der eingeführten Tiere in den Jahren						
	1905	1906	1907	1908	1909	1910	1911
Pferde	167	206	222	283	292	430	570
Hornvieh	12 772	10 710	9 718	13 482	13 506	16 015	15 690
Schafe	1 183	1 261	1 116	1 617	1 395	1 753	1 778
Schweine	—	26	33	—	1	7	3
Federvieh	484	667	670	674	628	584	702

Ausfuhr von Vieh aus Norwegen in den Jahren 1905 bis 1911:

Tiergattung	Zahl der ausgeführten Tiere in den Jahren						
	1905	1906	1907	1908	1909	1910	1911
Pferde	758	896	622	448	202	523	334
Hornvieh	—	—	23	25	16	151	35
Schafe	—	—	57	34	44	20	66
Schweine	—	—	111	192	217	197	82
Renntiere	—	—	300	—	11	2	88
Federvieh . . . : . .	—	—	369	522	343	84	347

B. An der Vieheinfuhr nach Norwegen beteiligte Länder.

An der Vieheinfuhr nach Norwegen sind in der Hauptsache Schweden und Dänemark beteiligt. Im Jahre 1911 war das Ausland an der Vieheinfuhr nach Norwegen in folgender Weise beteiligt:

Name der an der Einfuhr beteiligten Staaten	Pferde	Hornvieh	Schafe
Schweden	314	15 672	1 775
Dänemark	141	11	—
Island	28	—	—
Großbritannien	81	—	1
Nord-Rußland	—	—	2
Andere Länder	6	7	—

C. Viehbeförderung auf Eisenbahnen und Schiffen.

Für die Viehbeförderung auf Eisenbahnen und Schiffen sind außer den allgemein üblichen besondere Einrichtungen nicht vorhanden.

Für die Reinigung und Desinfektion der Eisenbahnviehwagen sind die Vorschriften eines Rundschreibens der Eisenbahnverwaltung vom 14. März 1898 maß-gebend. Danach sind Eisenbahnwagen, in denen seuchenfreies Vieh befördert worden ist, zu reinigen, und solche Wagen, die der Beförderung von seuchenkrankem oder verdächtigem Vieh gedient haben, auch zu desinfizieren. Die Reinigung und Desinfektion der Wagen darf nur in abseits der Station gelegenen, vom Stations-vorsteher näher bestimmten Orten vorgenommen werden. Wagen, die einer Desinfektion unterworfen werden sollen, müssen vom Zeitpunkt ihrer Entladung ab bis zum Be-ginn der Desinfektion sorgfältig geschlossen gehalten und dürfen vor Beendigung der Desinfektion nicht in Gebrauch genommen werden.

Die Reinigung der Eisenbahnviehwagen hat in der Weise stattzufinden, daß der im Wagen befindliche Unrat, wie Mist, Streu usw., sorgfältig entfernt wird und die Wagen darauf mit reinem Wasser gespült werden. Eingetrockneter Unrat ist er-forderlichenfalls mit warmem Wasser aufzuweichen. Darauf sind Boden, Decke, Wände und erforderlichenfalls auch die Außenwände der Wagen mit Sodalösung von 50° C solange zu waschen, bis jede Spur von Unreinlichkeit entfernt ist. Schließlich ist die auf dem Wagenboden angesammelte Flüssigkeit mittels Besen zu entfernen und zwecks Trocknung die Türen und Luken der Wagen zu öffnen. Bei Frostwetter kann an Stelle von kaltem warmes Wasser zur Reinigung der Wagen verwendet werden. Es ist darauf zu achten, daß das zur Reinigung der Wagen verbrauchte Wasser frei ab-fließen kann.

Gepolsterte Wagen sind in der Weise zu reinigen, daß die gepolsterten Stücke aus dem Wagen entfernt, gründlich ausgeklopft und rein gebürstet werden. Der Desinfektion der Wagen hat stets eine vorschriftsmäßige Reinigung (vergl. den vorhergehenden Absatz) vorauszugehen. Darauf ist die Desinfektion in der Weise vorzunehmen, daß Boden, Decke und Wände mit einer 4%igen wässerigen Lösung von Kreolin, Lysol oder roher Karbolsäure oder einer 2%igen Lösung von roher Salzsäure oder Schwefelsäure überstrichen werden. Nach beendeter Desinfektion sind alle Türen und Luken zu öffnen, damit die Luft die Wagen inwendig schnell trocknen und jeden tierischen Geruch entfernen kann. Alle metallischen Teile im Wagen sind kurz nach ihrer Desinfektion mit Wasser abzuspülen. Gepolsterte Wagen sind nach Entfernung und Verbrennung der Polsterungen in der angegebenen Weise zu des-infizieren. Eine Desinfektion der Eisenbahnviehwagen in der eben beschriebenen Art soll in der Regel nur auf besondere Anordnung des zuständigen Tierarztes oder der Polizei oder der Eisenbahnverwaltung vorgenommen werden. Ohne eine solche be-sondere Anordnung ist sie in Anwendung zu bringen, wenn sicher oder doch höchst-wahrscheinlich eine Ansteckung der Wagen durch eine der staatlichen Bekämpfung unterliegende ansteckende Krankheit anzunehmen ist. Dies ist namentlich der Fall, wenn kranke oder tote Tiere in dem Wagen angekommen sind, sofern nicht der Nachweis erbracht wird, daß die Krankheit oder der Tod der Tiere auf andere Ursachen als auf ansteckende Krankheiten zurückzuführen ist. Schließlich sind die Eisenbahnviehwagen auch zu desinfizieren, und zwar gegen eine Gebühr von 2 Kronen für den Wagen, wenn die Versender von Tieren bei der Bestellung von Wagen oder genügend lange vor der Einladung der Tiere die Desinfektion der Wagen verlangen.

Die losen Teile der Wagen sowie alle diejenigen Gegenstände, die beim Ver- und Entladen, bei der Beförderung, Fütterung, zum Tränken oder Anbinden der Tiere oder zu ähnlichen Zwecken Verwendung gefunden haben, sind in gleicher Weise wie die Wagen zu desinfizieren. Feste Rampen, Viehställe sowie die innerhalb des Bahnhofsgebiets benützten Wege sind von Mist, Streu u. dergl. zu reinigen und im Falle einer wirklichen oder wahrscheinlichen Ansteckung oder auf besondere Anordnung der Eisenbahnverwaltung auch zu desinfizieren. Die Reinigung, gegebenenfalls auch die Desinfektion hat nach jeder Benutzung, jedoch nicht mehr als einmal täglich stattzufinden.

Hinsichtlich der zur Ausfuhr von Vieh dienenden Schiffe kann der König auf Grund des Viehseuchengesetzes nähere Vorschriften erlassen mit Bezug auf ihre Einrichtung und die nötige Versorgung der Tiere mit Futter und Trinkwasser sowie mit Bezug auf gute Behandlung der Tiere während der Fahrt. Wegen der Desinfektion solcher Schiffe (vergl. Abschnitt: „f Maßnahmen zur Verhütung der Seuchenverschleppung nach dem Auslande" S. 71).

D. Viehmarktwesen.

Nach den Gesetzen, betreffend kommunale Schlachthäuser, Fleischkontrolle usw., vom 27. Juni 1892 und 25. Juli 1910[1]) kann jede Gemeindeverwaltung mit Genehmigung des Königs bestimmen, daß der Handel mit näher bestimmten Haustierarten nur unter Aufsicht auf einem dazu bestimmten Markte oder Platze stattfinden darf. Auf gleiche Weise können die Gemeindeverwaltungen für die Benutzung der Märkte Gebühren erheben, deren Höhe nach denselben Grundsätzen zu bemessen ist, wie für öffentliche Schlachthäuser (vergl. den Abschnitt: „B Öffentliche Schlachthäuser" S. 74).

Die veterinärpolizeiliche Beaufsichtigung von Viehmärkten oder anderen großen Tieransammlungen durch staatliche Tierärzte kann vom zuständigen Amtmann angeordnet werden. Dieser kann auch die Zulassung männlicher Zuchttiere zum Deckgeschäft von einer tierärztlichen Untersuchung auf Kosten des Tiereigentümers abhängig machen.

IV. Bekämpfung der Viehseuchen.

A. Abwehrmaßregeln gegen die Einschleppung von Viehseuchen aus dem Auslande.

Auf Grund des Gesetzes, betreffend Maßregeln gegen die ansteckenden Krankheiten der Haustiere, vom 14. Juli 1894[2]) kann der König die zur Verhütung der Einschleppung ansteckender Haustierkrankheiten aus dem Ausland erforderlichen Vor-

---

[1]) Veröffentl. d. Kaiserl. Gesundheitsamts 1910, S. 1205.
[2]) Desgl. 1896, S. 228.

sichtsmaßregeln anordnen. Zu diesem Zwecke kann er die Einfuhr von Tieren und ansteckungsverdächtigen Gegenständen aus fremden Ländern oder Landesteilen, aus denen eine Seucheneinschleppung zu befürchten ist, verbieten. Weiterhin kann er anordnen, daß Tiere nur über bestimmte norwegische Häfen oder sonstige Orte und nach vorausgegangener tierärztlicher Untersuchung und Erledigung einer Quarantäne auf Kosten des Einführenden eingeführt werden dürfen, und daß Tiere, die bei der Einfuhr an einer ansteckenden Krankheit leiden oder der Ansteckungsgefahr ausgesetzt waren, ohne Entschädigung getötet werden müssen.

Die Erlaubnis zur ausnahmsweisen Einfuhr einzelner Tiere oder Gegenstände aus Ländern, aus denen die Einfuhr verboten ist, kann in besonderen Fällen vom Landwirtschaftsministerium erteilt werden.

Mit Bezug auf die Verbote und Beschränkungen der Einfuhr von Tieren, tierischen Rohstoffen und Erzeugnissen sowie von sonstigen Gegenständen ausländischer Herkunft, die Träger von Seuchenkeimen sein können, sind zahlreiche Königliche Verordnungen ergangen, von denen die Verordnung vom 16. Juli 1907[1]) grundlegend ist.

Der Stand der diesbezüglichen Einfuhrverbote und -beschränkungen Norwegens gegenüber dem Ausland war am 11. Oktober 1912 folgender:

a) Bestimmungen über die Einfuhr von lebenden Tieren.

Aus Schweden dürfen Pferde und andere Tiere des Pferdegeschlechts nur unter der Bedingung eingeführt werden, daß für jedes der einzuführenden Tiere ein von der Polizeibehörde oder einem norwegischen Konsul beglaubigtes Gesundheitszeugnis beigebracht wird, in dem bescheinigt ist, daß sich das Tier während der letzten 6 Monate in Schweden befunden hat, daß es gesund ist und zu einer Seuchenverschleppung keinen Anlaß gibt. Die im Grenzverkehre benutzten Pferde, die die Grenze überschreiten, um wieder nach Schweden zurückzukehren, werden von dieser Vorschrift nicht berührt.

Die Einfuhr von Rindern, Schafen und Ziegen aus Schweden zur Zucht oder zum Zwecke der Schlachtung ist unter folgenden Bedingungen gestattet: 1. Es muß durch das Zeugnis eines hierfür zuständigen schwedischen Tierarztes, einer schwedischen Polizeibehörde oder des Vorstehers einer schwedischen Grenzzollstation bestätigt werden, daß die Tiere aus einem Bezirke stammen, in dem während der letzten 6 Monate Maul- und Klauenseuche oder bösartige Lungenseuche nicht geherrscht hat, und daß die Tiere innerhalb der letzten 6 Monate aus dem Ausland nicht eingeführt worden sind. 2. Die Tiere dürfen nur eingeführt werden, entweder a) mit der Eisenbahn oder zur See unmittelbar nach Fredrikshald oder Kristiania oder auf dem nächsten Landweg nach den Eisenbahnstationen Praestebakke oder Kornsjö, von wo aus die Tiere baldmöglichst mit der Eisenbahn nach Fredrikshald befördert werden müssen; b) auf dem Allingmowege oder über Svinesund durch den Bezirk Berg auf dem nächsten Wege nach Fredrikshald; c) mit der Eisenbahn unmittelbar nach Drontheim zwecks Schlachtung daselbst. 3. Die Tiere müssen gekennzeichnet oder in dem

---

[1]) Veröffentl. d. Kaiserl. Gesundheitsamts 1907, S. 1280.

Zeugnis so beschrieben sein, daß die Feststellung ihrer Nämlichkeit möglich ist. 4. Bei der Ankunft sind die Tiere zwecks tierärztlicher Untersuchung nach einem hierzu bestimmten eingefriedigten Viehhof zu schaffen. 5. Die zu Zuchtzwecken bestimmten Rinder sind während 48 Stunden in einer besonderen Abteilung des Viehhofs unterzubringen und der Tuberkulinprobe zu unterwerfen. 6. Die bei dieser Untersuchung tuberkulös oder tuberkuloseverdächtig befundenen Rinder sind auf der Haut mit einem T zu brandmarken. 7. Zur Schlachtung bestimmte Rinder sind auf der Haut mittels Brandstempels mit einem S zu kennzeichnen. 8. Die mit den Brandmarken T und S versehenen Tiere müssen innerhalb 4 Tagen nach ihrer Einfuhr unter Einhaltung der vom Landwirtschaftsministerium festgesetzten Bestimmungen geschlachtet werden. Nach Kristiania oder Fredrikshald eingeführte Tiere sollen bis zu ihrer Schlachtung im Quarantänestall verbleiben. Jedoch dürfen nach Fredrikshald eingeführte Tiere von dort unmittelbar nach dem Quarantänestall in Kristiania oder zum Zwecke der Schlachtung in letztgenannter Stadt ausgeführt werden. Der Vorsteher des Quarantänestalles hat die rechtzeitige Abschlachtung der Tiere zu überwachen und den Ort und Zeitpunkt der Schlachtung in einem Buche zu vermerken. 9. Die bei der Tuberkulinprüfung unverdächtig befundenen Rinder sind in augenfälliger Weise mit dem Worte „Sund" sowie mit der Jahreszahl der stattgehabten Untersuchung zu kennzeichnen. 10. Für die Unterbringung, Untersuchung, Kennzeichnung, Fütterung und Pflege der Tiere in der Quarantäneanstalt, ferner für die Beschaffung von Tuberkulin und Instrumenten sowie schließlich für Reinigung und Desinfektion des Stalles kann die Gemeinde, deren Eigentum die Quarantäneanstalt ist, vom Tierbesitzer eine vom Landwirtschaftsministerium festgesetzte Abgabe erheben. 11. Bezüglich der ordnungsmäßigen Einfuhr, des Schlachtens, der Untersuchung und Kennzeichnung der Tiere sowie bezüglich der Beschaffenheit der Zeugnisse und Protokolle kann das Landwirtschaftsministerium nähere Bestimmungen treffen.

Aus allen anderen Ländern ist die Einfuhr von Wiederkäuern (Rindvieh, Schafen, Ziegen und anderen wiederkauenden Tieren) verboten. Der nach Norwegen stattfindende Verkehr mit Renntieren wird jedoch von diesem Verbote nicht berührt.

Die Einfuhr von Schweinen ist aus allen Ländern, mit Ausnahme der russischen Häfen am Nördlichen Eismeer und am Weißen Meere, von wo aus diese Tiere nach Finmarken eingeführt werden dürfen, verboten. Aus Finmarken ist die Einfuhr von Schweinen nach den übrigen Bezirken des Landes untersagt.

Hunde dürfen aus Schweden und Dänemark unter der Bedingung eingeführt werden, daß die Tiere laut einer von der Polizeibehörde des Ausfuhrlandes oder von einem norwegischen Konsul angestellten Bescheinigung innerhalb der letzten 6 Monate aus keinem anderen Lande als Norwegen in das Ausfuhrland eingeführt worden sind. Aus allen anderen Ländern ist die Einfuhr von Hunden verboten. Hunde, die zum Überwachen von Renntierherden benutzt werden und zusammen mit den Besitzern oder Wächtern dieser Herden aus Schweden kommen, dürfen frei eingeführt werden. Dies ist auch der Fall, wenn die Lappen bei dem Umzug nach Norwegen finnländisches Gebiet durchzogen haben.

b) Bestimmungen über die Einfuhr von tierischen Rohstoffen und Erzeugnissen sowie von sonstigen Gegenständen, die Träger von Seuchenkeimen sein können.

Die Einfuhr von Häuten und Fellen aus Schweden und Dänemark nach Norwegen ist bis auf weiteres unter der Bedingung gestattet, daß die Ware mit einer von der Polizeibehörde des Ausfuhrlandes oder von einem norwegischen Konsul ausgestellten Bescheinigung darüber versehen ist, daß die Häute oder Felle in dem Ausfuhrland eingekauft und dorthin nicht etwa in rohem Zustand aus fremden Ländern eingeführt worden sind. Im übrigen ist die Einfuhr von rohen Teilen, die von Wiederkäuern oder Schweinen stammen, von unzubereiteten Fellen und Häuten, ausschließlich der getrockneten und gesalzenen, von unbearbeiteten, unzubereiteten und ungereinigten Haaren und Borsten, die vorher nicht desinfiziert worden sind, sowie von Mäulern und Klauen von Wiederkäuern und Schweinen aus allen Ländern verboten. Die Einfuhr von ungesalzenem oder unzubereitetem Fleische und Specke sowie von ungeschmolzenem Talge aus Österreich, Italien, Griechenland, der Türkei und Rußland und allen außereuropäischen Ländern ist verboten. Es ist jedoch erlaubt, von den am Nördlichen Eismeer und am Weißen Meere gelegenen russischen Häfen gefrorenes Renntierfleisch nach Finmarken einzuführen.

Die Einfuhr von Gras, Heu und Stroh zu Fütterungszwecken ist aus allen Ländern, mit Ausnahme von Schweden und der am Nördlichen Eismeer und am Weißen Meere gelegenen russischen Häfen, verboten. Von dort her dürfen die genannten Waren nach Finmarken eingeführt werden.

Die Einfuhr gebrauchter ausländischer Stallgeräte, die nicht nachweislich einer Desinfektion unterlegen haben, ist verboten.

c) Quarantäneanstalten.

Quarantäneanstalten sind errichtet auf dem ungefähr 6 km von Stavanger entfernten Eigentum Ytre Voulen sowie in Kristiania, Frederikshald und Drontheim. Die Quarantäneanstalt auf dem Eigentum Ytre Voulen ist für solche Tiere eingerichtet, deren Einfuhr mit besonderer behördlicher Erlaubnis gestattet worden ist. In letzterer sind jeweils auch die näheren Einfuhrbedingungen festgesetzt. Die übrigen drei Quarantäneanstalten dienen dem Einfuhrverkehre mit Hornvieh aus Schweden und Dänemark.

B. Bekämpfung der Viehseuchen im Inlande.

Für die Viehseuchenbekämpfung im Inland sind die Bestimmungen des Gesetzes, betreffend Maßregeln gegen die ansteckenden Krankheiten der Haustiere, vom 14. Juli 1894, maßgebend.

a) Organisation und Handhabung der Veterinärpolizei.

Auf Grund des bereits erwähnten Viehseuchengesetzes vom 14. Juli 1894 hat das Landwirtschafts-Ministerium die zur Verhütung von Seuchenverschleppungen erforderlichen Maßregeln anzuordnen. Des weiteren sind von ihm Vorschriften zu erlassen zur Verhütung von Seuchenverschleppungen auf Märkten, Tierschauen und dergl., bei Beförderung von Tieren innerhalb des Landes und durch Verwendung von Erzeugnissen seuchenkranker Tiere. Zusammenfassende Ausführungsvorschriften dieser Art sind bis jetzt nicht erlassen worden. Dagegen sind seitens dieser Behörde und des Veterinärdirektors für die Bekämpfung einzelner Seuchen Anweisungen ergangen. Soweit dies nicht der Fall ist und soweit das Viehseuchengesetz nicht besondere Bestimmungen zur Bekämpfung einzelner Seuchen enthält, haben beim Ausbruch einer der Anzeigepflicht unterliegenden Seuche die allgemeinen Vorschriften des genannten Gesetzes entsprechende Anwendung zu finden.

Die unmittelbare Anordnung der veterinärpolizeilichen Maßregeln beim Ausbruch einer Seuche liegt in den Händen der Amtmänner und der beamteten Tierärzte. Den Anordnungen dieser Beamten ist von den Tiereigentümern Folge zu leisten. Die Polizeiorgane haben die Pflicht, die Durchführung der Anordnungen zu unterstützen. Privattierärzte sind nur in dringenden Fällen zur staatlichen Seuchenbekämpfung verpflichtet. Wird auf die Nachricht von dem Ausbruch einer der staatlichen Bekämpfung unterliegenden Seuche von einem dieser Tierärzte die Untersuchung des Falles abgelehnt, so haben sie die zuständige Behörde unverzüglich hiervon in Kenntnis zu setzen.

b) Der staatlichen Bekämpfung unterliegende Tierkrankheiten.

Die der staatlichen Bekämpfung unterliegenden Haustierkrankheiten werden in die bösartigen und die milderen ansteckenden Krankheiten eingeteilt. Haustiere, die an einer bösartigen ansteckenden Krankheit, ausgenommen Schafräude, leiden, dürfen nur von geprüften Tierärzten behandelt werden.

Zu den bösartigen ansteckenden Krankheiten werden gerechnet: Rinderpest, Milzbrand und die Krankheiten ähnlicher Art (Rauschbrand, Bradsot der Schafe), Tollwut der Hunde, Rotz, Maul- und Klauenseuche, Lungenseuche und bösartiges Katarrhalfieber beim Hornvieh, Pocken und Räude der Schafe, Schweinepest.

Der König kann diese Krankheiten, auch soweit sie bei anderen als den genannten Tieren vorkommen, ferner jede andere ansteckende Krankheit unter den Haustieren der Liste der bösartigen ansteckenden Krankheiten einreihen, sofern diese Krankheiten in größerer Ausdehnung auftreten oder einen bösartigen Charakter annehmen. Ebenso kann der König bestimmen, daß eine bisher den bösartigen ansteckenden Krankheiten zugerechnete Krankheit als mildere ansteckende Krankheit behandelt wird.

Zu den milderen ansteckenden Krankheiten werden gerechnet: Brustseuche, Influenza, Druse, Strengel, ansteckende Maulentzündung und Beschälseuche bei Pferden, Räude und Pocken bei anderen Tieren als bei Schafen, Ringflechte bei allen Haustieren, Akarusräude bei Hunden, Fieberkrankheiten aller Art, Tuberkulose, seuchenhaftes Verkalken beim Rindvieh und Rotlauf der Schweine.

1. Bösartige ansteckende Krankheiten.

α) Anzeigepflicht und Maßnahmen vor polizeilichem Einschreiten.

Ist ein Tier von einer bösartigen ansteckenden Krankheit ergriffen worden oder daran gestorben oder liegt Grund zu dieser Annahme vor, so hat derjenige, in dessen Gewahrsam sich das Tier zur Zeit der Erkrankung oder des Todes befindet, so schnell wie möglich einen geprüften Tierarzt hinzuzuziehen oder der Polizeibehörde, und zwar in Städten dem Polizeimeister, auf dem Lande dem Lehnsmann[1]), unverzüglich Anzeige zu erstatten. Die Polizeibehörde hat von jeder bei ihr eingehenden Seuchenmeldung sofort einen geprüften Tierarzt zu benachrichtigen. Bis zur Ankunft des Tierarztes hat der Besitzer oder dessen Vertreter die seuchenkranken oder -verdächtigen Tiere nach Möglichkeit einzusperren oder abzusondern und die Kadaver von solchen Tieren entsprechend zu verwahren.

Erhält ein Tierarzt auf irgend eine Weise Kenntnis von dem Auftreten einer bösartigen ansteckenden Krankheit, so hat er sofort an Ort und Stelle die Art der Krankheit festzustellen.

β) Staatliche Maßnahmen beim Ausbruch einer bösartigen ansteckenden Krankheit im allgemeinen.

Wird der Ausbruch einer bösartigen Seuche festgestellt, so hat der Tierarzt, der die Feststellung gemacht hat, die Absonderung der seuchenkranken und -verdächtigen Tiere, die unschädliche Beseitigung der Kadaver und der den Ansteckungsstoff enthaltenden Abfälle sowie die Reinigung und Desinfektion anzuordnen. Über den Krankheitsbefund und die von ihm getroffenen Maßnahmen hat er unter Benutzung eines besonderen Formulars an den Veterinärdirektor und an die Gesundheitskommission des Seuchenorts zu berichten. Letztere hat den tierärztlichen Bericht an den zuständigen Amtmann weiterzureichen. Der Amtmann hat die zur Verhütung der Weiterverbreitung der Seuche erforderlichen Maßnahmen zu treffen. Zu diesem Zwecke kann er die verseuchten und die der Ansteckung verdächtigen Bestände für die Dauer der Seuche oder der Ansteckungsgefahr unter polizeiliche Beobachtung stellen und anordnen, daß

1. der Bestand tierärztlich untersucht wird, so oft es die Umstände erfordern,
2. zum Tierbestande gehörige Tiere oder Gegenstände, die Träger des Ansteckungsstoffes sein können, aus dem Gehöfte nicht entfernt werden dürfen,
3. Unbefugten der Zutritt zu dem Viehbestande verboten ist,
4. neue Tiere in Bestände, in denen Rinderpest, Lungenseuche, Maul- und Klauenseuche, Rotz oder Schweinepest herrscht oder geherrscht hat, nicht eingestellt werden dürfen,
5. zur Kontrolle, ob die unter Ziffer 4 genannte Vorschrift befolgt wird, ein Verzeichnis der Tiere des Bestandes angelegt wird, und daß die zum Bestande gehörigen Tiere mit einem Zeichen versehen werden.

---

[1]) Unterste Verwaltungsbehörde auf dem Lande.

Unter besonderen Umständen kann der Amtmann auch die Benutzung von Weideplätzen und anderen Stellen, die ihm in seuchenpolizeilicher Hinsicht gefährlich erscheinen, verbieten und bei starker Verbreitung einer Seuche in einer Gegend eine allgemeine tierärztliche Untersuchung sämtlicher Viehbestände in erforderlichem Umfang anordnen.

Das Landwirtschaftsministerium ist unter besonderen Umständen befugt:

1. die Abhaltung von Märkten oder größeren Tieranhäufungen in solchen Landesteilen zu verbieten, in denen unter den Haustieren ansteckende Krankheiten herrschen oder wohin eine Verschleppung des Ansteckungsstoffes zu befürchten ist,

2. den Transport von Tieren von einem Landesteil nach dem anderen entweder ganz zu verbieten oder nur unter gewissen Vorsichtsmaßregeln zuzulassen.

Die Impfung von Tierbeständen gegen eine Seuche ist nur mit Genehmigung des Landwirtschaftsministers gestattet. Ist anzunehmen, daß durch die Impfung der Verbreitung einer Seuche Einhalt geboten wird, so kann von dem genannten Ministerium die Impfung hinsichtlich aller der Ansteckungsgefahr ausgesetzten Tiere verfügt werden.

Für jedes geimpfte Tier steht dem Tierarzt eine vom Landwirtschafts-Ministerium festzusetzende Entschädigung zu.

γ) Tötung erkrankter Tiere und Entschädigung aus der Staatskasse.

Beim Verdachte von Rinderpest, Lungenseuche und Schweinepest kann der zuständige Amtmann zur sicheren Ermittlung der Krankheit die Tötung und Zerlegung von 1 bis 3 Tieren anordnen. Weiterhin ist die Tötung auf Anordnung des Amtmanns vorgeschrieben 1. für alle Tiere, die nach dem Gutachten des zuständigen Tierarztes an Rinderpest, Lungenseuche oder Schweinepest leiden, sofern das zuständige Ministerium keine anderen Bestimmungen trifft; 2. für rotzkranke Pferde; 3. für alle tollwutkranken Tiere sowie für Hunde und Katzen, die von tollwutkranken Tieren gebissen worden sind.

Zur Anordnung der Tötung ganzer Bestände, in denen Rinderpest, Lungenseuche, Maul- und Klauenseuche oder Schweinepest ausgebrochen ist, ist nur das Landwirtschaftsministerium befugt.

Dem Besitzer von Tieren, die wegen Rinderpest, Lungenseuche, Rotz, Maul- und Klauenseuche oder Schweinepest auf behördliche Anordnung getötet werden oder die infolge einer behördlich angeordneten Impfung verenden, steht ein Anspruch auf Entschädigung zu.

Es werden zu vollem Werte entschädigt alle Tiere, die bei der Zerlegung mit keiner der vorgenannten Seuchen behaftet gefunden werden sowie alle infolge einer behördlich angeordneten Impfung verendeten Tiere. Die Entschädigung erfolgt zu $^2/_3$ des Wertes für alle Tiere, die sich bei der Zerlegung als mit Rinderpest, Lungenseuche oder Maul- und Klauenseuche behaftet erweisen, und zur Hälfte des Wertes für Tiere, bei denen Rotz oder Schweinepest festgestellt wird. In keinem Falle darf aber die Entschädigungssumme für den vollen Wert 600, für $^2/_3$ des Wertes 400 und für die Hälfte des Wertes 300 Kr. übersteigen. Eine Entschädigung wird dem Besitzer nur dann gewährt, wenn die zu entschädigenden Tiere sich während mindestens 6 Monaten im Lande befunden haben, sofern nicht nachgewiesen wird, daß die Ansteckung der Tiere ohne Verschulden des Eigentümers erst nach der Einfuhr erfolgt ist, und sofern der Entschädigungsanspruch vor der Tötung der Tiere geltend gemacht worden ist.

Die Entschädigung ist zu versagen, wenn der Tiereigentümer durch die Einfuhr verseuchter Tiere aus dem Ausland oder durch Übertretung der angeordneten Vorsichtsmaßregeln oder auf andere Weise den Schaden selbst verschuldet hat.

Sofern Entschädigungsansprüche von einem Tierbesitzer geltend gemacht werden, sind die Tiere vor ihrer Tötung von einem Polizeibeamten und zwei von ihm hierzu bestimmten Sachverständigen abzuschätzen. Durch die Schätzung ist der Wert der Tiere zu bestimmen, den sie im gesunden Zustand gehabt haben würden. Von dem geschätzten Werte ist der Wert der verwertbaren Teile der getöteten Tiere in Abzug zu bringen.

Die Kadaver der getöteten Tiere sind erforderlichenfalls von einem behördlich dazu bestimmten Tierarzt zu zerlegen. Über das Ergebnis der Zerlegung hat der Tierarzt durch Vermittlung des zuständigen Amtmanns dem Landwirtschaftsministerium Bericht zu erstatten. Dem Besitzer ist die Zuziehung eines weiteren Tierarztes als Sachverständigen zur amtlichen Zerlegung des Tierkörpers auf eigene Kosten freigestellt. In Zweifelsfällen oder beim Bestehen von Meinungsverschiedenheiten zwischen den beiden tierärztlichen Sachverständigen hat ein vom Ministerium hiermit beauftragter Sachverständiger zu entscheiden.

Die Entschädigungsbeträge für Tiere sowie die durch Abschätzung und Abschlachtung von Tieren oder durch Vernichtung von Futter, Gerätschaften und dergl. verursachten Kosten werden aus der Staatskasse bezahlt, sofern die Krankheit, wegen der die Tiere auf behördliche Anordnung getötet worden sind, nicht vorgelegen hat, oder wenn die Tiere infolge einer behördlich angeordneten Impfung eingegangen sind. Anderenfalls werden die Kosten je zur Hälfte von der Staatskasse und von der Kasse der Amts-, Stadt- oder Marktgemeinde getragen. Schließlich werden die Kosten für tierärztliche Dienstreisen, die im Interesse des Staates unternommen werden, sowie für die Ausführung behördlich angeordneter Impfungen aus der Staatskasse bestritten. Dagegen fallen die Kosten für Pflege, Absonderung oder Desinfektion seuchenkranker oder -verdächtiger Tiere, Desinfektion von Stallungen, Gerätschaften und dergl. sowie für Vergrabung oder Vernichtung von toten Tieren dem Tiereigentümer zur Last. Auch die durch Behandlung kranker Tiere entstandenen Kosten sind von dem Besitzer zu tragen, sofern nicht von der betreffenden Amts-, Stadt- oder Marktgemeinde besondere Bestimmungen hierüber erlassen sind. Alle übrigen durch Maßregeln zur Bekämpfung von Tierseuchen im Inland verursachten und bei Mittellosigkeit des Tiereigentümers auch alle diesem zur Last fallenden Kosten sind von den Kassen der Amts-, Stadt- oder Marktgemeinden zu tragen.

δ) Besondere Vorschriften beim Ausbruch einzelner bösartiger ansteckender Krankheiten.

Besondere Vorschriften für die Bekämpfung einzelner bösartiger ansteckender Krankheiten enthält das Viehseuchengesetz vom 14. Juli 1894 nur hinsichtlich der Rinderpest und der Tollwut.

Im übrigen ist unterm 28. September 1891 von dem Veterinärdirektor eine Anweisung über die Verhaltungsmaßregeln beim Ausbruch des Milzbrandes, Rauschbrandes und Bradsot der Schafe herausgegeben worden.

Rinderpest.

Beim Ausbruch der Rinderpest ist jeder Eigentümer oder Aufseher von Wiederkäuern innerhalb eines vom zuständigen Amtmann bestimmten Gebietes verpflichtet, sofort jeden in seinem Viehbestand eingetretenen Fall innerer Erkrankung zur Anzeige zu bringen. Der Amtmann kann jeden unnötigen Verkehr zwischen verseuchten und seuchefreien Tieren innerhalb dieses Gebietes untersagen, und das Landwirtschaftsministerium ist befugt, die Absperrung der ergriffenen Bezirke anzuordnen.

Tollwut.

Sind in Städten oder ländlichen Bezirken oder in deren Nähe Fälle von Tollwut vorgekommen, so kann der zuständige Amtmann durch öffentliche Bekanntmachung die Einsperrung, Festlegung oder den Maulkorbzwang für alle Hunde anordnen. Des weiteren kann er unter besonderen Umständen bestimmen, daß auf öffentlichen Straßen oder Wegen Hunde nur an der Leine und nur von Erwachsenen geführt werden dürfen, auch wenn sie mit Maulkörben versehen sind. Für größere oder kleinere Landesteile können diese Vorschriften nur vom Landwirtschaftsministerium erlassen werden. Hunde, die in verbotswidriger Weise im Freien angetroffen werden, sind auf Veranlassung der Polizei einzufangen und entweder sofort oder innerhalb einer von der Polizei festzusetzenden Frist zu töten. Die eingefangenen Hunde können während dieser Frist gegen Erstattung der Aufbewahrungskosten von den Eigentümern ausgelöst werden.

Milzbrand, Rauschbrand und Bradsot der Schafe.

Kranke und seucheverdächtige Tiere sind von gesunden Tieren möglichst abzusondern. Die gesunden Tiere sollen zu diesem Zwecke aus dem Krankenstalle entfernt und, wenn angängig, in einem anderen Gehöft untergebracht werden. Es ist darauf zu achten, daß Schweine, Hunde, Katzen und Geflügel mit kranken Tieren oder deren Abgängen nicht in Berührung kommen. Ebenso dürfen die Wärter kranker Tiere nicht mit gesunden in Berührung kommen. Blutige Operationen an kranken oder verdächtigen Tieren dürfen nur von Tierärzten vorgenommen werden. Die Tötung kranker oder seuchenverdächtiger Tiere ist nur gestattet, sofern die sofortige Vergrabung oder Verbrennung und die Vornahme der Desinfektion möglich ist. Verendete Tiere sind sofort zu vergraben, zu verbrennen oder bei 100° C auszukochen. Die Zerlegung der Kadaver darf nur auf dem Verscharrungsplatz oder an einer anderen

Stelle, wo eine gründliche Desinfektion möglich ist, vorgenommen werden. Das Abhäuten gefallener oder getöteter Tiere ist verboten, ebenso die Verwertung der Wolle, des Fleisches und des Fettes. Blut und Abgänge gefallener Tiere sind zu verbrennen oder zu vergraben. Eine Verstreuung der Abgänge beim Transport ist zu vermeiden. Der Verscharrungsplatz muß 20 m von bewohnten Orten und Wegen, von Flußläufen mindestens 5 m entfernt sein. Der Boden soll für Wasser durchlässig sein. Das Grab muß so tief sein, daß der Kadaver, der vorher mit ungelöschtem Kalke zu bestreuen ist, von einer mindestens 1 m hohen Erdschicht bedeckt ist. Rings um das Grab ist ein $1/_2$ m tiefer Graben zu ziehen, der mit Wasser anzufüllen ist. Außerdem ist der Verscharrungsplatz einzuzäunen. Seine Benutzung zur Aufbewahrung von Futter oder sonstigen, die Verschleppung des Ansteckungsstoffes ermöglichenden Gegenständen, ist verboten.

Die Ställe der kranken Tiere und die bei diesen verwendeten Gegenstände sind nach Vorschrift des Tierarztes zu reinigen und zu desinfizieren. Die Räume sind womöglich während der Dauer von 8 Tagen zu durchlüften. Die Reinigung hat mit Bürsten, Besen, Wasser, Seife und Soda stattzufinden. Zur Desinfektion sollen rohe Karbolsäure in Verbindung mit Salz- und Schwefelsäure, Chlorkalkwasser oder Sublimatlösung verwendet werden. Das Mauerwerk ist nach der Desinfektion mit Kalkmilch zu tünchen. Der Fußboden ist je nach seiner Beschaffenheit aufzureißen und zu desinfizieren. Die Milch und Molkereiprodukte kranker oder verdächtiger Tiere sind unschädlich zu beseitigen. Von den übrigen Tieren eines verseuchten Bestandes darf die Milch nur verwendet werden, wenn sie von Tieren stammt, die nach der Erklärung des Tierarztes vollkommen frei von verdächtigen Krankheitserscheinungen sind.

Personen mit offenen Wunden dürfen mit kranken oder verdächtigen Tieren in keinerlei Berührung kommen.

Wer mit kranken oder verdächtigen Tieren in irgendwelche Berührung gekommen ist, hat sich zu reinigen und zu desinfizieren. Die Kleider solcher Personen sind auszukochen.

2. Mildere ansteckende Krankheiten.

α) Allgemeines.

Von dem Auftreten einer milderen ansteckenden Krankheit hat der Tierbesitzer oder derjenige, in dessen Obhut sich die Tiere befinden, einem geprüften Tierarzt, einem Polizeibeamten oder einem Lehnsmann Anzeige zu erstatten und die kranken Tiere von Märkten, Tierschauen, fremden Weiden und Stallungen fern zu halten. Sofern das Ministerium für einzelne Krankheiten nicht andere Bestimmungen erläßt, dürfen kranke Tiere zur Abschlachtung verkauft und zu diesem Zwecke auch nach einer abgesonderten Abteilung eines Handelsmarktes verbracht werden. Die Polizeibeamten und die Lehnsmänner haben von jeder bei ihnen eingehenden Meldung über den Ausbruch einer milderen ansteckenden Krankheit den zuständigen Tierarzt zu benachrichtigen. Hält dieser das Auftreten der betreffenden Krankheit für besorgniserregend, so hat er dem Amtmann hierüber Meldung zu erstatten. Nötigenfalls kann der Amtmann den Tierarzt mit einer sofortigen Untersuchung der Tiere an Ort und

Stelle beauftragen und auf dessen Vorschlag Vorschriften über die Absonderung und Desinfektion erlassen.

Vom Landwirtschaftsministerium können Bestimmungen erlassen werden über die näheren Verhaltungsmaßregeln beim Ausbruch der milderen ansteckenden Krankheiten und über die Verwendung und den Verkauf von Fleisch und Milch der mit diesen Krankheiten behafteten Tiere. Auch kann das genannte Ministerium verfügen, daß zum Zwecke der Abschlachtung verkaufte kranke Tiere, die später bei einem neuen Eigentümer lebend angetroffen werden, innerhalb einer bestimmten Frist auf Kosten der Eigentümer geschlachtet werden müssen.

β) Besondere Vorschriften für die Bekämpfung einzelner milderer ansteckender Krankheiten.

Tuberkulose.

Für die Bekämpfung der Tuberkulose unter den Rindviehbeständen gelten außer den allgemeinen Bestimmungen auch die in dem Rundschreiben des Direktors für das zivile Veterinärwesen, betr. die Bekämpfung der Tuberkulose unter den Rindviehbeständen, vom 7. April 1905 enthaltenen besonderen Anweisungen und Bestimmungen. Danach können Tierbesitzer bei dem Landwirtschaftsministerium die Tuberkulinuntersuchung ihrer Rindviehbestände auf Staatskosten beantragen. Zu diesem Zwecke haben die Tierbesitzer ein Gesuch an das Landwirtschaftsministerium einzureichen, worin sie sich, im Falle der Feststellung der Tuberkulose, spätestens 3 Wochen nach stattgehabter Untersuchung zur Durchführung der nachstehend benannten Maßnahmen verpflichten:

1. Tuberkulöse und tuberkuloseverdächtige Tiere sind von den gesunden Tieren abzusondern und im Stalle oder auf der Weide von den letzteren getrennt zu halten und zu pflegen.

2. Der Stall, in dem sich tuberkulöse oder tuberkuloseverdächtige Tiere befunden haben, ist nach Vorschrift des Tierarztes zu reinigen.

3. Mit Tuberkulose des Euters oder der Lungen behaftete Tiere sind sofort schlachten zu lassen. Der Verkauf oder die Verwendung von Milch solcher Tiere ist nur in gekochtem Zustand gestattet.

4. Neugeborene und neu zugekaufte Tiere müssen vor Einstellung in den Bestand auf Kosten des Tiereigentümers der Tuberkulinprüfung unterworfen werden.

5. Tuberkulöse und tuberkuloseverdächtige Tiere sind auf der Haut oder auf den Hörnern mit einem T zu brandmarken.

6. Die durch die Tuberkulinuntersuchung verursachten Kosten sind von dem Eigentümer der Staatskasse zurückzuerstatten, wenn eine der vorstehend genannten Verpflichtungen vom Tierbesitzer nicht erfüllt wird, und wenn die Schlachtung tuberkulöser Tiere nach bewilligter Entschädigung aus der Staatskasse nicht innerhalb 6 Wochen erfolgt.

Ist ein Rindviehbestand bereits früher mit Tuberkulin untersucht worden, was im Gesuch anzugeben ist, so darf dem Gesuche seitens des Landwirtschaftsministeriums nur dann eine Folge gegeben werden, wenn der Bestand bei der letzten Untersuchung noch tuberkulöse Tiere aufgewiesen hat, oder wenn in der Zwischenzeit mit Wahrscheinlichkeit eine Ansteckung stattgefunden hat, oder wenn besondere Umstände vorliegen, die eine erneute Untersuchung als erwünscht erscheinen lassen. Über diese Punkte hat der von dem Besitzer für die Untersuchung in Aussicht genommene Tierarzt in dem Gesuche die erforderlichen Aufschlüsse zu erteilen.

Diejenigen Tiere, die bei der Impfung auf Tuberkulin reagiert haben, hat der Tierarzt einer eingehenden klinischen Untersuchung zu unterwerfen, insbesondere hinsichtlich des Vorhandenseins von tuberkulösen Veränderungen im Euter. Über den Ausfall der Untersuchung hat der Tierarzt den Besitzer zu verständigen und ihn zur Durchführung folgender Maßnahmen zu veranlassen:

1. Die tuberkulösen und tuberkuloseverdächtigen Tiere sind entweder durch Errichtung einer Scheidewand im Stalle oder durch Unterbringung der gesunden Tiere in besonderen Ställen von den letzteren zu trennen.

2. Für gesunde und kranke Tiere sind besondere Futter und Wasserbehälter sowie besondere sonstige Stallgeräte zu verwenden und der für die gesunden Tiere bestimmte Raum sowie die für sie bestimmten Stallgeräte und Futterbehälter sind vorher zu reinigen und zu desinfizieren.

3. Die Wartung und Pflege der gesunden und kranken Tiere ist womöglich besonderen Wärtern zu übertragen. Erfolgt dieselbe durch die gleichen Wärter, so sind die kranken Tiere stets nach den gesunden zu warten. Im übrigen ist jeder Verkehr zwischen den Ställen der gesunden und kranken Tiere zu vermeiden. Nach Wartung und Pflege der kranken Tiere haben sich die Wärter jeweils zu waschen, die Kleider abzubürsten und das Schuhwerk zu reinigen.

4. Von gemeinsamen Weideplätzen sind kranke Tiere fernzuhalten.

5. An Eutertuberkulose oder ausgebreiteter Lungentuberkulose leidende oder infolge von Tuberkulose abgemagerte Tiere sind sobald wie möglich zu schlachten. Die Milch solcher Tiere darf nur in gekochtem Zustand verwendet oder in den Verkehr gebracht werden.

6. Das Fleisch von Tieren, die infolge von Tuberkulose notgeschlachtet worden sind, darf nur in den Verkehr gebracht werden, wenn es vorher tierärztlich untersucht und als menschliches Nahrungsmittel geeignet befunden worden ist.

7. Zur Aufzucht bestimmte Kälber von tuberkulösen Kühen sind von ihren Müttern zu trennen und in einem besonderen Raume unterzubringen. Sofern das Muttertier nicht mit Eutertuberkulose behaftet ist, dürfen die Kälber während der ersten beiden Tage rohe Muttermilch erhalten. Im übrigen ist die zur Ernährung der Kälber dienende Milch tuberkulöser oder tuberkuloseverdächtiger Kühe vorher abzukochen.

8. Die Einstellung neugeborener oder neuzugekaufter Tiere in den gesunden Bestand ist gestattet, wenn diese Tiere auf Grund einer Tuberkulinimpfung als frei von Tuberkulose befunden worden sind.

Das Ergebnis der Untersuchung ist von dem Tierarzt auf einem vorgedruckten Formular alsbald an den Veterinärdirektor einzusenden.

Der Umfang der während der Jahre 1905 bis 1912[1]) auf Staatskosten ausgeführten Tuberkulinimpfungen sowie deren Ergebnisse sind aus der nachstehenden Tabelle ersichtlich.

Jahr	Insgesamt wurden mit Tuberkulin geimpft		Davon waren mit Tuberkulose behaftet in %	
	Tierbestände	Tiere	Tierbestände	Tiere
1905	1802	13 566	12,4	4,6
1906	1888	14 622	12,0	6,1
1907	1626	12 734	13,4	6,6
1908	1833	14 643	13,9	4,8
1909	2546	20 623	12,3	4,2
1910	3038	21 109	10,9	5,5
1911	3047	26 937	13,8	4,8
1912	3463	20 493	8,3	4,0

Rindviehbesitzern, welche die auf Grund einer auf Staatskosten ausgeführten Tuberkulin-Untersuchung für tuberkulös oder tuberkuloseverdächtig erklärten Rinder schlachten zu lassen wünschen, kann Entschädigung in der Höhe eines Drittels des durch die Abschlachtung verursachten Verlustes aus der Staatskasse bewilligt werden. Die Gewährung einer Entschädigung an Viehbesitzer hat jedoch zur Voraussetzung, daß sich diese in einem Gesuche verpflichten, 1. daß sie die kranken Tiere baldmöglichst schlachten lassen, 2. daß sie die Tiere ihres Bestandes solange jährlich einmal der Tuberkulinprobe unterwerfen, bis der Bestand als tuberkulosefrei gelten kann, 3. daß sie alle bei Wiederholung der Tuberkulinprobe als mit Tuberkulose behaftet befundenen Tiere bei Gewährung der oben genannten Entschädigung aus der Staatskasse schlachten lassen.

In dem Gesuche, das von dem Tiereigentümer an den Tierarzt einzureichen ist, hat letzterer zu bemerken, in welchem Umfang die Schlachtung von Tieren als wünschenswert oder nötig anzusehen ist. Darauf reicht der Tierarzt das Gesuch an den zuständigen Lehnsmann weiter, der es nach Beantwortung einiger an ihn gerichteten Fragen an das Landwirtschaftsministerium weitergibt. Die Durchführung der in dem Gesuche von dem Tierbesitzer übernommenen Verpflichtungen hat der zuständige Tierarzt zu überwachen.

Sofern vom Landwirtschaftsministerium dem Gesuche des Tierbesitzers entsprochen wird, hat der Tierarzt den Tag der Schlachtung und Abschätzung zu bestimmen und den Besitzer hiervon zu benachrichtigen. Die Abschätzung geschieht durch den Tierarzt und einen von ihm hierzu bestimmten Schätzer. Abzuschätzen ist der wirkliche Wert des Tieres, jedoch ohne Rücksicht auf den positiven Ausfall der Tuberkulinprobe. Der Schätzungswert darf 250 Kr. nicht übersteigen. Von diesem Werte ist der Wert der Haut und des verwertbaren Fleisches abzuziehen. Im Falle von Meinungs-

---

[1]) Veterinaervaesenet oy Kjodkontrollen 1905 bis 1911.

verschiedenheiten zwischen Tierarzt und Schätzer über den Wert des Tieres, seiner Haut oder seines Fleisches ist der aus dem geschätzten Werte dieser beiden errechnete Mittelwert maßgebend. Das geschlachtete Tier ist von dem Tierarzt zu untersuchen. Sofern dieser die Eingeweide oder das Fleisch als untauglich zum menschlichen Genuß erachtet, hat er für deren unschädliche Beseitigung Sorge zu tragen.

Der Verkauf eines abgeschätzten Tieres ist unter der Bedingung gestattet, daß der Tierarzt auf Kosten des Käufers die Schlachtung des Tieres überwacht. Wird das Tier zur Schlachtung in eine Gemeinde mit öffentlicher Fleischbeschau verkauft, so ist die Anwesenheit des Tierarztes bei der Schlachtung nicht erforderlich. Über die erfolgte Schlachtung des Tieres ist aber von der Ortspolizei oder von zwei glaubwürdigen Männern des Schlachtortes eine Bescheinigung an das Bureau des Veterinärdirektors einzureichen.

Gelegentlich seiner Anwesenheit bei der Abschätzung und Abschlachtung tuberkulöser Tiere hat der Tierarzt den Tierbesitzer über die zur Verhütung der Weiterverbreitung der Tuberkulose erforderlichen Desinfektionsmaßnahmen zu unterrichten und ihn zu ihrer Durchführung anzuhalten.

Der Tierarzt hat baldmöglichst das von ihm und dem Schätzer unterzeichnete Abschätzungsprotokoll an das Bureau des Veterinärdirektors einzusenden. Gleichzeitig hat der Tierarzt, sofern er bei der Schlachtung zugegen war, auch einen Bericht über das Untersuchungsergebnis der geschlachteten Tiere einzureichen.

Für die im Auftrage des Staates ausgeführten Tuberkulinuntersuchungen sowie für die Aufsicht über die Befolgung der zur Bekämpfung der Tuberkulose angeordneten Maßnahmen wird der Tierarzt aus der Staatskasse entschädigt.

Seuchenhaftes Verkalben.

Nach einem Rundschreiben des Landwirtschaftsministers vom 27. Juni 1907 gelten die auf S. 65 angeführten allgemeinen Bestimmungen für alle Tiere eines Bestandes, in dem im Verlaufe des letzten Jahres Fälle von seuchenhaftem Verkalben unter dem Rindvieh vorgekommen sind. Außerdem dürfen Rinder eines solchen Bestandes nur in andere verseuchte Bestände eingestellt werden. Werden Rinder eines verseuchten Bestandes zum Schlachten verkauft, so ist der Käufer und Verkäufer verpflichtet, der Polizeibehörde und dem Amtstierarzte die Anzahl, das Alter und Geschlecht, die Abzeichen sowie den Schlachtort der Tiere schriftlich mitzuteilen. Zur Schlachtung verkaufte Tiere eines verseuchten Bestandes müssen spätestens innerhalb 14 Tage nach ihrer Entfernung aus dem verseuchten Bestande geschlachtet werden. Die Beförderung von Rindern eines. verseuchten Bestandes mit dem Schiffe, auf der Eisenbahn oder auf der Landstraße ist nur gestattet, wenn die Tiere dabei außer mit anderen angesteckten oder zur Schlachtung bestimmten Rindern, mit Rindern gesunder Bestände nicht in Berührung kommen. Männliche Zuchttiere eines verseuchten Bestandes dürfen zur Deckung von Kühen gesunder Bestände nicht verwendet werden, wie auch umgekehrt Kühe aus verseuchten Beständen männlichen Zuchttieren gesunder Bestände zum Deckakt nicht zugeführt werden dürfen. Auf gemeinschaftlichen Weiden sind über 6 Monate alte männliche Zuchttiere verseuchter

Bestände entweder festzubinden oder durch einen Zaun von den weiblichen Tieren zu trennen.

c) Vorkommen der wichtigsten Tierseuchen in Norwegen[1].

Von der Rinderpest ist Norwegen bisher völlig verschont geblieben.

Die Lungenseuche des Rindes wurde in 2 Fällen nach Norwegen eingeschleppt. Im Jahre 1851 erfolgte die Einschleppung der Seuche aus Holland in das Amt Jarlsberg und Larvik. Es wurden insgesamt 7 Rinder von der Seuche ergriffen, die alle geschlachtet wurden. Die Seuche ist darauf wieder erloschen. Die zweite Einschleppung erfolgte im Jahre 1860 durch Rinder aus Schottland in das Amt Akershus. Die Seuche blieb auf die Tiere eines Gehöfts beschränkt und war im Jahre 1861 wieder erloschen. Seither ist Norwegen dauernd frei von Lungenseuche.

Die Tollwut wurde im Jahre 1815 aus Dänemark eingeschleppt. Das angebliche Herrschen der Tollwut im Jahre 1816 unter Schweinen im Amte Kristians ist nicht sichergestellt. Im Jahre 1853 wurde die Tollwut bei einem Hunde in Kristianssand festgestellt. Dies ist nach den amtlichen Seuchenberichten der letzte in Norwegen vorgekommene Tollwutfall.

Die Maul- und Klauenseuche ist in Norwegen bisher noch nicht aufgetreten.

Zwei Fälle von Schafpocken sollen im Jahre 1865 festgestellt worden sein. Seither ist über das Vorkommen dieser Seuche in Norwegen nichts mehr bekannt geworden.

Der Rotz herrschte in Norwegen bis zum Jahre 1884. Die Seuche soll meistens aus Schweden eingeschleppt worden sein.

Über das Vorkommen weiterer Rotzfälle ist seither nicht mehr berichtet worden.

Die hauptsächlichsten Tierseuchen, die in den Jahren 1905 bis 1911 in Norwegen geherrscht haben, sind nach der Anzahl der Seuchenfälle aus nachfolgender Tabelle ersichtlich.

Jahr	Zahl der Seuchenfälle bei								
	Milzbrand	Rauschbrand	Bradsot der Schafe	Bösartiges Katarrhalfieber des Rindes	Brustseuche der Pferde	Influenza der Pferde	Schweineseuche und Schweinepest	Rotlauf der Schweine	Druse der Pferde
1905	552	45	102	438	3	11	83	2116	2142
1906	686	31	91	520	500	26	c. 53	2521	2589
1907	554	48	177	617	1116	18	542	3191	1740
1908	426	70	128	533	51	15	44	4159	1136
1909	383	71	193	624	616	15	47	3178	899
1910	430	75	164	654	520	197	115	3843	3217
1911	374	67	124	513	399	41	179	3716	5290

[1] Vergl. die Jahresberichte über das Veterinärwesen und die Fleischkontrolle in Norwegen 1891 (S. VII und VIII und 7 bis 13) bis 1911.

d) Herstellung und Verwendung von Impfstoffen.

Außer Tuberkulin, das im staatlichen Veterinärlaboratorium zu Kristiania hergestellt wird, werden Impfstoffe in Norwegen zurzeit nicht bereitet. Ausländische Impfstoffe gegen Rotlauf, Schweineseuche und Schweinepest werden jedoch in bestimmten Apotheken vorrätig gehalten und auf tierärztliche Verordnung verabfolgt.

Wegen des Umfangs der Tuberkulinimpfungen in Norwegen vergl. die Tabelle auf S. 68.

e) Viehseuchenstatistik.

Die Viehseuchenstatistik wird auf Grund der tierärztlichen Seuchenmeldungen im Bureau des Veterinärdirektors bearbeitet. Über die von den Tierärzten gemeldeten Seuchenfälle werden statistische Monatsnachweisungen herausgegeben. Außerdem werden die während eines Kalenderjahrs in Norwegen aufgetretenen und zur amtlichen Kenntnis gelangten Seuchenfälle, nach Ämtern geordnet, in dem vom Veterinärdirektor herausgegebenen „Jahrbuch über das Veterinärwesen und die Fleischbeschau in Norwegen" veröffentlicht.

f) Maßnahmen zur Verhütung der Seuchenverschleppung nach dem Auslande.

Zur Verhinderung der Ausfuhr von seuchen- oder ansteckungsverdächtigen Tieren nach dem Ausland kann der König auf Grund des Viehseuchengesetzes vom 14. Juli 1894 die erforderlichen Maßnahmen anordnen.

Solche Anordnungen sind ergangen unterm 19. September 1894, 18. Juni 1895 und 4. August 1896. Danach müssen Pferde, Rinder, Schweine, Schafe und Ziegen, die auf dem Seeweg zur Ausfuhr nach dem Ausland bestimmt sind, vor ihrer Einschiffung auf Kosten des Absenders von einem hierzu ermächtigten norwegischen Tierarzt untersucht werden. Der Tierarzt darf die Einschiffung der Tiere nur gestatten, wenn sie keinerlei seuchenverdächtige Krankheitserscheinungen zeigen, und wenn kein Grund vorliegt, die Tiere als ansteckungsverdächtig anzusehen. Über diese Punkte hat der Tierarzt dem Absender eine Bescheinigung auszustellen. Auf Grund der tierärztlichen Untersuchung zur Ausfuhr zugelassene Tiere sind entweder sofort an Bord zu nehmen oder derart gesondert unterzubringen, daß jede Berührung mit nichtuntersuchten Tieren vermieden wird. Außerdem ist jedes untersuchte und zur Ausfuhr zugelassene Tier mit einem Kennzeichen zu versehen. Die Anzahl der Tiere, ihr Geschlecht und die Art der Kennzeichnung hat der Tierarzt auf der Bescheinigung zu vermerken. Werden die auszuführenden Tiere erst mit einem nur dem Inlandverkehre dienenden Schiffe nach einem norwegischen Hafen befördert, um daselbst unmittelbar von einem zur Fahrt nach dem Ausland bestimmten Schiffe an Bord genommen zu werden, so kann eine Untersuchung der Tiere vor ihrer Unterbringung auf dem nach dem Ausland bestimmten Schiff unterbleiben, wenn die Tiere vor ihrer Verladung auf das erstgenannte Schiff bereits tierärztlich untersucht und dabei völlig gesund befunden worden sind, und sofern sie während der Fahrt nach dem Ausfuhrhafen mit nicht untersuchten Tieren nicht in Berührung gekommen sind.

Außer dieser tierärztlichen Untersuchung der auszuführenden Tiere selbst ist auch jedes zur Beförderung von Vieh nach dem Ausland bestimmte Schiff vor seiner Besetzung mit Tieren von einem hierzu ermächtigten Tierarzt oder in Ermangelung eines solchen von der Ortspolizeibehörde daraufhin zu untersuchen, ob es in veterinärpolizeilicher Hinsicht zur Viehbeförderung geeignet ist. Ist dies nicht der Fall, so muß das Schiff vorher entsprechend gereinigt und desinfiziert werden. Eine Desinfektion des Schiffes hat in jedem Falle stattzufinden, wenn Wiederkäuer und Schweine darauf befördert werden sollen. Über die Zulassung des Schiffes zur Viehbeförderung nach dem Ausland hat der Tierarzt dem Schiffsführer eine Bescheinigung auszustellen.

Für die Untersuchung und Kennzeichnung der auszuführenden Tiere hat der Absender an den Tierarzt Gebühren zu entrichten. Diese betragen für jedes Pferd bis zu einer Anzahl von 10 Stück 1 Kr. und für jedes weitere Stück 0,50 Kr.; für jedes Rind über $^1/_2$ Jahr 0,50 Kr., darunter 0,25 Kr.; für jedes kleine Haustier (Schwein, Schaf, Ziege) bis zu 100 Stück 0,15, von 100 bis 200 Stück 0,12 Kr. und für jedes weitere Stück 0,09 Kr.

Die Berechnung der Gebühren geschieht nach der Anzahl der von dem Absender gleichzeitig zur Untersuchung vorgeführten Tiere. Für die Untersuchung des Schiffes und die Beaufsichtigung der nötigenfalls sich daran anschließenden Desinfektion desselben hat der Besitzer an den Untersucher eine Gebühr von 4 Kr. zu entrichten.

g) Desinfektion bei Viehseuchen.

Jeder mit der staatlichen Seuchenbekämpfung beauftragte Tierarzt hat, sobald er eine Seuche festgestellt hat, gleichzeitig auch die Reinigung und Desinfektion anzuordnen. Unter besonderen Umständen kann der zuständige Amtmann verfügen, daß der Boden, die Wände und dergl. in Räumen, in denen angesteckte Tiere gestanden haben, erneuert werden, und daß mit Ansteckungsstoff behaftete Gegenstände, wie Heu, Stroh, Gerätschaften und dergl. vernichtet werden. Auch können städtische und ländliche Gemeinden durch Verfügung des zuständigen Amtmanns zur Reinigung und Desinfektion der einer öffentlichen Benutzung dienenden Ställe und Tränkstätten verpflichtet werden.

h) Abdeckereiwesen.

Nach dem Viehseuchengesetz ist jeder Viehbesitzer verpflichtet, verendete Tiere und mit Ansteckungsstoff behaftete Gegenstände zu vernichten oder zu vergraben. Zu diesem Zwecke hat jedes städtische Gemeinwesen eine vom Landwirtschaftsministerium genehmigte Einrichtung oder einen Vergrabungsplatz zu beschaffen. Diese Auflage kann vom König auch Marktflecken mit eigener Verwaltung sowie stark bevölkerten Landgemeinden gemacht werden. Das hierzu nötige Grundstück kann mit Zustimmung des Königs von der betreffenden Gemeindeverwaltung gegen Entschädigung enteignet werden. In Gemeinden, in denen eine Einrichtung zur Vernichtung von Tierkörpern und Gegenständen oder ein Vergrabungsplatz nicht vorhanden ist, müssen verendete Tiere und mit Ansteckungsstoff behaftete Gegenstände nach tierärztlicher Anordnung auf dem Grundstück des Eigentümers oder des Pächters oder auf einem sonst hierzu geeigneten Grundstück vernichtet oder vergraben werden. Wird durch diese Anordnung eine Störung für den Eigentümer oder Pächter verursacht, so ist die betreffende Gemeinde verpflichtet, an den Eigentümer oder Pächter eine nach den geltenden Bestimmungen zu vereinbarende Entschädigung zu leisten.

Sonstige allgemein geltende Bestimmungen über das Abdeckereiwesen sind nicht erlassen.

Eine besondere Anstalt zur Vernichtung von Tierleichen und Fleischteilen, die bei der Fleischbeschau und der Nahrungsmittelkontrolle beanstandet werden, besteht seit Januar 1902 in Kristiania. Sie ist nach dem Hartmannschen System eingerichtet und die einzige derartige Anstalt Norwegens. Aus den in diese Anstalt eingelieferten Tierleichen und Fleischteilen wird Fleischfuttermehl und Abfallfett gewonnen, von denen ersteres als Schweinefutter und letzteres zur Seifenfabrikation verwendet wird. Leimprodukte werden nicht gewonnen.

V. Schlachtvieh- und Fleischbeschau.

A. Organisation der Schlachtvieh- und Fleischbeschau.

Eine das ganze Land umfassende Schlachtvieh- und Fleischbeschau gibt es in Norwegen nicht. Soweit die Fleischbeschau in Norwegen staatlich geregelt ist, sind hierfür die Bestimmungen des Gesetzes vom 27. Juni 1892 und 25. Juli 1910[1]) und die beiden hierzu erlassenen Königlichen Bekanntmachungen vom 4. August 1911[2]), betreffend die Einfuhr und Kontrolle von zerlegtem Fleische und, betreffend die Einfuhr und Kontrolle von frischem Fleische, maßgebend. Danach unterliegt in Stadtgemeinden mit über 4000 Einwohnern alles zum menschlichen Genusse bestimmte Fleisch von Pferden, Rindern, Schafen, Schweinen, Ziegen und Renntieren, die innerhalb einer solchen Gemeinde geschlachtet werden, einer tierärztlichen Untersuchung. Eine solche ist, soweit nicht Ausnahmen zugelassen sind, auch vorgeschrieben für frisches Fleisch inländischer Herkunft, das in eine Gemeinde mit öffentlicher Fleischbeschau eingeführt wird, sowie für das aus dem Ausland eingehende Fleisch. Auf Beschluß der Gemeindeverwaltung und mit Genehmigung des Königs kann öffentliche Fleischbeschau auch in Stadtgemeinden mit weniger als 4000 Einwohnern und in Landgemeinden eingeführt werden; in Landgemeinden jedoch nur für das zum Verkauf innerhalb der Gemeinde bestimmte Fleisch. In Gemeinden, in denen öffentliche Fleischbeschau eingeführt ist, darf ungestempeltes Schlachtfleisch oder ungezeichnetes zerteiltes Fleisch, das dem Beschauzwang unterliegt, nicht feilgehalten, auf den Markt gebracht oder verkauft werden. Der König kann in nicht stadtmäßig bebauten Teilen von Stadtgemeinden, wo die Durchführung der Fleischbeschau erheblichen Schwierigkeiten begegnen würde, für das zum Hausgebrauche bestimmte Fleisch von Tieren, die innerhalb des betreffenden Stadtteils geschlachtet werden, auf Antrag der Gemeindeverwaltung den Untersuchungszwang erlassen.

---

[1]) Veröffentl. des Kaiserl. Gesundheitsamts 1910, S. 1205.
[2]) Ebenda 1912, S. 289.

Mit Genehmigung des Königs darf ferner frisches Fleisch von im Inland geschlachteten Tieren, das der öffentlichen Fleischbeschau bereits unterlegen hat, ohne erneute Untersuchung in jede Gemeinde mit öffentlicher Fleischbeschau eingeführt werden.

Nach Maßgabe der angeführten Bestimmungen der Gesetze vom 27. Juni 1892 und 25. Juli 1910 war im Jahre 1911 in 31 norwegischen Städten öffentliche Fleischbeschau eingeführt. In den übrigen Teilen des Landes ist die Schlachtvieh- und Fleischbeschau nicht geregelt.

B. Öffentliche Schlachthäuser.

Öffentliche Schlachthäuser sind nur in den Städten Kristiansund und Stavanger vorhanden. Staatlich genehmigt ist indessen nur das Schlachthaus der erstgenannten Stadt. Für die Errichtung und den Betrieb öffentlicher Schlachthäuser gelten folgende Bestimmungen: In Gemeinden mit öffentlichen Schlachthäusern, deren Lage und Plan vom König genehmigt ist, kann von der Gemeindeverwaltung mit königlicher Erlaubnis Schlachthausbenutzungszwang eingeführt werden. Dieser umfaßt das Verbot, Haustiere näher zu bezeichnender Art, deren Fleisch als menschliches Nahrungsmittel dienen soll, außerhalb des öffentlichen Schlachthauses zu schlachten. Für die Wertminderung, die innerhalb der Gemeinde gesetzmäßig errichtete Gebäude und Einrichtungen für den Schlachtbetrieb durch die Einführung des Schlachthausbenutzungszwanges erleiden, hat die Gemeinde Entschädigung zu leisten. Der Entschädigungsanspruch ist von dem Geschädigten innerhalb 3 Monate nach Einführung des Schlachthausbenutzungszwanges geltend zu machen. Die Entschädigungssumme wird, erforderlichenfalls durch gesetzmäßige Abschätzung, auf Kosten der Gemeinde festgesetzt.

Für die Benutzung eines öffentlichen Schlachthauses kann die Gemeindeverwaltung mit Genehmigung des Königs für die jeweilige Dauer von mindestens einem Jahre bestimmte Abgaben festsetzen. Diese dürfen jedoch die Kosten für die Verzinsung des Anlagekapitals einschließlich der Betriebsunkosten nicht übersteigen.

C. Vorschriften über die Einrichtung und den Betrieb von Fleischkontrollstationen in Gemeinden mit öffentlicher Fleischbeschau.

Jede Gemeinde mit öffentlicher Fleischbeschau ist verpflichtet, eine Kontrollstation einzurichten, wo die tierärztliche Untersuchung von frischem Fleische stattfinden kann. In Gemeinden mit öffentlicher Fleischbeschau, aber ohne öffentliche Schlachthäuser, hat die Gemeindeverwaltung außerdem die Pflicht, einen besonderen Tierarzt zur Ausübung der Fleischbeschau zu bestellen. Die Person dieses Tierarztes kann von den Schlächtern und Fleischhändlern der Gemeinde in Vorschlag gebracht werden, sofern die genannten Gewerbetreibenden die Kosten für die Entlohnung des Tierarztes übernehmen, deren Höhe von der Gemeindeverwaltung im Einverständnis mit dem Landwirtschaftsministerium festgesetzt wird. Die Kontrollstationen sollen so eingerichtet sein, daß das zur Untersuchung vorgelegte Fleisch vor Regen und Staub geschützt ist. Auch muß zur vorläufigen Unterbringung von beschlagnahmtem Fleische ein besonderer verschließbarer Raum oder Kasten vorhanden sein. Außerdem soll jede Kontrollstation

mit Wasserausguß und Ablaufvorrichtung sowie mit den zur Untersuchung erforderlichen Instrumenten ausgestattet. sein. Zur Aufbewahrung der Fleischstempel ist das
Vorhandensein eines sicher verschließbaren Schrankes vorgeschrieben. Über die
sonstigen Einrichtungen der Kontrollstation trifft das Landwirtschaftsministerium von
Fall zu Fall Bestimmungen.

Die Zeit, während der die Kontrollstation für die Untersuchung und Stempelung
von Fleisch geöffnet ist, wird von der Gemeindeverwaltung im Benehmen mit dem
Vorstand der Kontrollstation bestimmt. Auf Wunsch darf die Untersuchung von
Fleisch auch außerhalb der Kontrollstation in einer Schlächterei oder anderswo vorgenommen werden. In diesem Falle sind jedoch besondere von der Gemeindeverwaltung festgesetzte Gebühren zu entrichten und die von der Gemeindeverwaltung
zur Vornahme derartiger Untersuchungen bestimmten Dienststunden einzuhalten.

In jeder Kontrollstation ist über alles innerhalb und außerhalb der Station
untersuchte Fleisch Buch zu führen. Das Untersuchungsbuch soll enthalten den
jeweiligen Namen des Einbringers oder Eigentümers des Fleisches, den Ursprung
(In- oder Ausland), das Datum der Untersuchung, die Art und Menge des Fleisches
sowie das Ergebnis der Untersuchung. Gleichzeitig sind auch die für die Untersuchung
erhobenen Gebühren einzutragen. Außerdem ist die spätere Verwertung von beschlagnahmtem oder in die II. Klasse verwiesenem Fleische zu vermerken.

Über die Tätigkeit der Kontrollstationen haben die Vorsteher derselben bis zum
1. Februar eines jeden Jahres durch Vermittlung des örtlichen Gesundheitsrats und
der Gemeindeverwaltung an den Veterinärdirektor Bericht zu erstatten.

**D. Vorschriften für die Untersuchung, gesundheitspolizeiliche Beurteilung und
Kennzeichnung von frischem Fleische.**

a) Allgemeines.

Frisches Fleisch von Pferden, Rindern (ausgenommen Kälber), Schweinen oder
Renntieren darf nur in mindestens $^1/_4$ Tierkörpern und das frische Fleisch von Kälbern,
Schafen oder Ziegen nur in ganzen Tierkörpern, die jedoch der Länge nach geteilt
sein können, zur Fleischbeschau vorgelegt werden. Wegen Krankheit notgeschlachtete
Tiere sind stets in ganzen Tierkörpern zur Untersuchung zu bringen. Die ganzen
Tierkörper müssen stets aufgebrochen sein. Die Nieren sollen sich in natürlichem
Zusammenhange mit den Hintervierteln befinden. Andere Organe wie Kopf, Zunge,
Netz, Leber, Herz und dergl. können aus ihrem natürlichen Zusammenhange getrennt
zur Untersuchung entgegengenommen werden, wenn ihre Zugehörigkeit zu dem Tier-
körper durch entsprechende Zeichen kenntlich gemacht worden ist. Zungen müssen
am Tierkörper befestigt sein. Frische Organe von Schlachttieren, die der öffentlichen
Fleischbeschau nicht unterlegen haben und nicht gestempelt sind, dürfen in einer
Gemeinde mit öffentlicher Fleischbeschau als menschliches Nahrungsmittel keine
Verwendung finden.

Mit Genehmigung des Landwirtschaftsministeriums können die Gemeindevorsteher
Vorschriften erlassen, wonach in gewissen Fällen größere Teile eines Tierkörpers und

mehr Organe als die genannten in natürlichem Zusammenhange mit dem Tierkörper zur Untersuchung beigebracht werden müssen.

Bei Vornahme der Fleischbeschau außerhalb einer Kontrollstation in einer innerhalb der Gemeinde befindlichen Schlächterei, müssen stets sämtliche Organe eines Schlachttieres zur Stelle sein und dem Fleischbeschauer gesondert für jedes Schlachttier zur Untersuchung vorgelegt werden.

Das zur Untersuchung vorgelegte frische Fleisch von Pferden muß außerdem von einer entweder von einem Tierarzt oder von zwei glaubwürdigen Personen ausgestellten Bescheinigung begleitet sein, die unter Angabe der Farbe des Pferdes über den Zustand des Pferdes unmittelbar vor dem Schlachten Aufschluß gibt.

Alles frische Fleisch, das den in diesem Abschnitt genannten Vorschriften nicht entspricht, oder von dem Brust- und Bauchfell, Lymphdrüsen oder andere Organe oder Organteile, deren Beibringung vorgeschrieben ist, entfernt sind, oder das in beschmutztem Zustand vorgelegt wird, ist von der Untersuchung zurückzuweisen, sofern nicht Grund zur Beschlagnahme des Fleisches vorliegt.

Das zur Untersuchung zugelassene Fleisch ist auf seine Genußtauglichkeit als menschliches Nahrungsmittel tierärztlich zu untersuchen. Der Einbringer von Fleisch hat dem Tierarzt Aufschluß zu erteilen über den Namen des Eigentümers, die Herkunft des Fleisches, den Ort und die Zeit der Schlachtung und darüber, ob das Tier krank gewesen ist und ob es vor der Schlachtung eine Arznei erhalten hat. Stammt das Fleisch von einem kranken Tiere, so hat der Einbringer des Fleisches auch über den Zustand des Tieres vor der Schlachtung, insbesondere darüber, ob das Tier eine Arznei erhalten hat, sowie über sonstige Punkte, deren Kenntnis der Tierarzt für die Beurteilung des Fleisches für erforderlich hält, Aufschluß zu erteilen. Können diese Aufschlüsse dem Tierarzt nicht erteilt werden, so ist das Fleisch von der Beschau zurückzuweisen, sofern nicht Grund zu seiner Beschlagnahme vorliegt.

Nach den einschlägigen Vorschriften der Anleitung zur Untersuchung und Stempelung von frischem Fleische vom 6. Oktober 1911 haben sich die Fleischbeschauer bei der Untersuchung von Fleisch mit einem stets rein zu haltenden, waschbaren weißen Rock oder einer solchen Schürze zu bekleiden und darauf zu achten, daß jede Beschmutzung des Fleisches, insbesondere mit Krankheitsstoffen, vermieden wird. Bei kranken Tierkörpern benützte Messer, Messerscheiden und dergl., sind vor weiterem Gebrauch in Lauge zu kochen oder in anderer geeigneter Weise zu desinfizieren. Weiterhin haben die Fleischbeschauer darauf zu achten, daß die bei der Schlachtung und Untersuchung tätigen Personen das Messer nicht mit dem Munde festhalten und krankhaft veränderte Teile des Schlachttieres nicht anschneiden oder entfernen. Die Untersuchung ist bei Tageslicht oder hinreichender künstlicher Beleuchtung und in bestimmter Reihenfolge vorzunehmen. Einschnitte in das Fleisch dürfen nur in der zur Beurteilung seiner Geeignetheit oder Ungeeignetheit als menschliches Nahrungsmittel durchaus erforderlichen Anzahl angebracht werden. Der Untersuchung unterliegen sowohl die Tierkörper als auch die einzelnen Organe, soweit letztere dem Tierkörper nach der Kontrollstation beigefügt sein müssen. In Schlächtereien sind sämtliche Organe zu besichtigen, Lunge, Leber, Milz, Gebärmutter, Euter und Zunge außerdem durchzutasten und, sofern hierbei etwas Abnormes bemerkt wird, anzuschneiden. Die Lymphdrüsen sind der Länge nach zu durchschneiden.

b) Untersuchungsgang.

Die Untersuchung ist nach den Bestimmungen der bereits erwähnten Anleitung auszuführen und hat sich namentlich zu erstrecken auf:

1. das Blut, das auf seine Farbe, Beschaffenheit und auf eine etwaige Beimischung fremder Stoffe zu untersuchen ist;

2. den Kopf, die oberen Hals- und in Kehlgangslymphdrüsen, die Schleimhäute der Maul- und Nasenhöhle sowie die Zunge und den Anfangsteil der Luftröhre. Die genannten Teile sind zu besichtigen. Beim Rindvieh sind die inneren und äußeren Kaumuskeln längs der Kieferknochen anzuschneiden und auf Finnen zu untersuchen. Werden Finnen vorgefunden, so sind in die Kopfmuskeln mehrere Schnitte anzulegen. Die Zunge ist auf tuberkulöse und andere Veränderungen zu untersuchen. Bei Tieren, bei denen außer in den Kaumuskeln auch im Zwerchfell Finnen vorgefunden werden, ist sie zu durchschneiden;

3. die Lungen mit den zugehörigen Bronchial- und Mittelfelllymphdrüsen. Die Lungen sind durchzutasten und in die großen Lungenlappen ist stets ein Schnitt anzulegen. Die Speiseröhre muß im Falle ihrer Miteinlieferung in den Herbst- und Wintermonaten auf Dassellarven untersucht werden;

4. das Herz, den Herzbeutel und die Gefäßstämme. Die Herzkammern sind stets durch einen Längsschnitt zu öffnen und die Scheidewand der Kammern zu durchschneiden. Wenn in den Kaumuskeln Finnen gefunden worden sind, ist das Herz durch eine Anzahl von Querschnitten zu zerlegen;

5. das Zwerchfell. Dieses ist auf beiden Seiten zu besichtigen. Bei finnigen Rindern ist sowohl der im Körper verbliebene als auch der mit den Eingeweiden herausgeschnittene Teil des Zwerchfells durch Einschnitte auf Finnen zu untersuchen;

6. die Leber. Diese ist auf ihre Farbe, Form und Größe zu untersuchen. Die portalen Lymphdrüsen sind anzuschneiden, die großen Gallengänge durchzuschneiden. Finden sich Leberegel in den letzteren, so ist auch der Spigelsche Lappen anzuschneiden. Andernfalls ist die Leber lediglich zu durchtasten;

7. den Magen, die Därme mit Gekröse und Gekrösdrüsen und Netz. Der Magen und die Därme sind nur aufzuschneiden, wenn das Tier zu Lebzeiten krank gewesen ist oder, wenn der Verdacht auf krankhafte Veränderungen besteht;

8. die Milz und ihre Lymphdrüsen;

9. die Nieren nebst Nierenlymphdrüsen. Erstere sind zu besichtigen, letztere anzuschneiden;

10. die Gebärmutter. Diese ist stets durch einen Schnitt durch die Hörner, erforderlichenfalls durch den Gebärmutterhals und die Scheide, aufzuschneiden. Eine Untersuchung der Hoden bei männlichen Tieren hat nur stattzufinden, wenn das Tier krank gewesen ist oder, wenn der Zustand der zugehörigen Lymphdrüsen dies erforderlich erscheinen läßt. Die Schamdrüsen sind bei männlichen und weiblichen Tieren stets anzuschneiden;

11. das Euter und seine Drüsen. Das Euter ist durchzutasten und im Verdachtsfalle zu durchschneiden.

Bei der nunmehr folgenden Untersuchung des Tierkörpers ist zu achten auf das Aussehen des Brust- und Bauchfells sowie auf etwaige Geschwülste, Anschwellungen oder sonstige Veränderungen an irgend einer Körperstelle. Die Hüftbeinlymphdrüsen sind stets anzuschneiden und zu untersuchen. Ist der Tierkörper der Länge nach geteilt, so sind Rücken- und Halsmuskeln auf Finnen und der Rückenmarkskanal in den ersten und letzten Monaten des Jahres auf Bremsenlarven zu untersuchen. Beim Vorhandensein von Finnen oder beim Vorliegen von Tuberkulose ist der Tierkörper stets in der Längsrichtung zu spalten. Im Falle von Tuberkulose sind das Rückenmark, die Wirbel-, Brust- und Beckenknochen, ferner die Bug-, Kniefalten-, Schamund Lendendrüsen und bei starker Ausbreitung der Tuberkulose auch die Achsel-, Kniekehlen- und Gesäßbeinlymphdrüsen zu untersuchen.

Erweist sich ein Schlachttier schon bei bloßer Besichtigung als tuberkulös, so ist zuerst der Tierkörper und dann erst die Organe in der angegebenen Weise zu untersuchen.

Bezüglich der Untersuchung bei den einzelnen Tiergattungen ist außerdem noch folgendes zu beachten:

Bei Kälbern sind insbesondere der Nabel, die Gelenke und die Hüftbeinlymphdrüsen zu untersuchen. Ferner ist auf Veränderungen oder Erscheinungen zu achten, die auf Kälberruhr oder Blutvergiftung schließen lassen. Bei Kälbern unter 6 Wochen kann die Finnenuntersuchung unterbleiben. Die Leberpforten- und die Brustlymphdrüsen sind insbesondere auf Tuberkulose zu untersuchen.

Bei Pferden ist insbesondere die Nasenschleimhaut zu besichtigen. Bei Schimmeln ist zwecks Untersuchung auf Melanosarkome ein Bug zu lösen. Ferner sind die großen Blutgefäße der Hinterschenkel auf Thromben, das Euter auf Botryomykose und bei männlichen Tieren der Penis und die Leistendrüsen zu untersuchen.

Bei Schweinen ist der Tierkörper stets vor den Organen zu untersuchen. Die Untersuchung auf Finnen hat sich insbesondere auf Schenkel-, Bauch-, Zwerchfell, Zwischenrippen-, Nacken-, Herz-, Zungen- und Kehlkopfmuskeln zu erstrecken. In die Halsmuskulatur sind ein oder zwei Schnitte anzulegen. Die Unterkieferdrüsen sind anzuschneiden und auf Tuberkulose zu untersuchen. Sind sie tuberkulös, so ist der Tierkörper nach Abtrennung des Kopfes der Länge nach zu spalten und außer der Wirbelsäule sämtliche Körperlymphdrüsen zu untersuchen. Die Scham- und Hüftbeinlymphdrüsen sind stets anzuschneiden. Der Kopf von Tieren mit Stumpfnase ist vom Rumpfe zu trennen und der Länge nach zu spalten. Die Gekrösdrüsen sind stets anzuschneiden. Das Fleisch von Schweinen, die an Rachitis, Schnüffelkrankheit, Darmkatarrh oder anderen entwicklungshemmenden Krankheiten gelitten haben, ist auf seinen Geruch zu prüfen. Erforderlichenfalls ist das Schwein zu diesem Zwecke zu spalten. Dies hat auch in allen Fällen von Notschlachtung, Blutarmut, Magerkeit, Gelbsucht oder Schweineseuche zu geschehen.

Schafe und Ziegen werden im wesentlichen gleich untersucht wie Kälber. Bei diesen Tieren ist jedoch besonders auf das Vorhandensein von Parasiten in Lunge,

Leber, Darm, Netz, Kopf, Magen, Speiseröhre, Muskulatur und außerdem auf Geruch, Farbe und Beschaffenheit des Fleisches und Fettes zu achten.

Bei eingeführtem Fleisch ist besonders auf die Lymphdrüsen, die serösen Häute sowie darauf zu achten, ob das Fleisch nicht etwa von notgeschlachteten Tieren herrührt.

c) Beurteilung des untersuchten Fleisches.

In die I. Klasse zu verweisen ist Fleisch, an dem entweder überhaupt keine oder nur solche Mängel festgestellt werden, deren Beseitigung durch Entfernen der veränderten Teile möglich ist. Dies kann geschehen bei:

a) örtlich vorkommenden tierischen Schmarotzern (Leberegel, Bandwurm, vereinzelten abgestorbenen Finnen, Echinokokken, Drehwurm, Rundwurm, Miescherschen Schläuchen und dergl.);

b) scharf begrenzten und einzeln auftretenden Geschwülsten;

c) Tuberkulose, wenn von ihr nur eine einzelne Drüse oder ein einzelnes Organ betroffen ist, die Krankheit einen örtlichen Charakter zeigt und das Schlachttier in gutem Ernährungszustand gewesen ist;

d) örtlicher und gering verbreiteter Aktinomykose und Botryomykose, sofern die Geschwülste gut abgekapselt sind;

e) örtlichen auf äußere Einwirkungen zurückzuführenden Verletzungen (Stoß, Schlag, Fall, Beinbruch und dergl.), sofern das Allgemeinbefinden des Tieres nicht gestört war;

f) vereinzelten Backsteinblattern und bei nur geringgradigen Wucherungen an den Herzklappen infolge von Rotlauf ohne krankhafte Allgemeinerscheinungen;

g) örtlichen Mängeln oder bei Mißbildung einzelner Organe oder Körperteile ohne krankhafte Allgemeinerscheinungen und bei unerheblichen Verunreinigungen, die entfernt werden können.

In die II. Klasse zu verweisen ist das Fleisch:

a) im Falle von Lungenentzündung bei Schweinen, sofern der Krankheitsprozeß abgelaufen ist und keine Allgemeininfektion vorliegt;

b) bei bösartigem Katarrhalfieber und Blutharnen der Rinder im Anfangsstadium;

c) bei Tuberkulose, die über mehrere Drüsen oder Organe verbreitet ist, wenn die Krankheit örtlichen Charakter zeigt, die tuberkulösen Veränderungen älterer Natur sind und das Tier keine Zeichen von Abmagerung oder Allgemeinerkrankung aufweist;

d) bei verbreiteter oder schlecht abgekapselter Aktinomykose oder Botryomykose, wenn eine Entfernung der krankhaft veränderten Teile möglich ist;

e) bei Schweinerotlauf, sofern Zeichen von Fieber oder Abmagerung nicht vorhanden sind;

f) bei Schweineseuche und Schweinepest, wenn die Krankheit im Anfangsstadium sich befindet und Zeichen einer Allgemeinerkrankung fehlen;

g) bei Rinderfinnen, wenn bei genauer Untersuchung nicht mehr als 6 abgestorbene oder eine lebende Finne gefunden werden und diese entfernt worden sind. Leber, Milz, Nieren, Magen, Darm und Fett von finnigen Rindern sind in die erste Klasse zu verweisen, sofern sie bei sorgfältiger Untersuchung frei von Finnen gefunden werden und im übrigen keine gesundheitlichen Mängel aufweisen;

h) bei oberflächlicher Verdorbenheit oder Verunreinigung des Fleisches, sofern die Entfernung der veränderten Teile durch Waschen oder Wegschneiden möglich ist.

Als untauglich zum menschlichen Genusse ist der ganze Tierkörper zu beurteilen und deshalb zu beschlagnahmen, wenn einer der nachstehend aufgeführten Mängel festgestellt worden ist:

1. Milzbrand, Rauschbrand, malignes Ödem oder Bradsot.
2. Septicaemia haemorrhagica.
3. Tollwut.
4. Rotzkrankheit.
5. Rinderpest.
6. Blutvergiftung (Septikaemie oder Pyaemie) infolge brandiger oder eitriger Wunden, eiteriger oder septikämischer Entzündungen des Euters, der Gebärmutter, der Gelenke, der Sehnenscheiden, der Klauen und der Hufe, des Nabels, der Lungen, des Brust- und Bauchfells oder des Darmes.
7. Generalisierte Tuberkulose, miliare Tuberkulose oder starke örtliche Tuberkulose mit Abmagerung.
8. Rotlauf bei Schweinen, wenn das Tier in fieberhaftem Zustand geschlachtet worden ist und das Muskelfleisch und Fettgewebe bedeutende Veränderungen zeigen.
9. Schweinepest und Schweineseuche, wenn das Tier in fieberhaftem Zustand geschlachtet oder starke Abmagerung vorhanden ist.
10. Starrkrampf.
11. Bösartiges Katarrhalfieber im Fieberstadium oder bei starker Abmagerung, bösartige Lungenseuche bei Rindern. Blutharnen bei Rindern in stärkerem Grade.
12. Maul- und Klauenseuche.
13. Schafpocken im Fieberstadium.
14. Andere ernsthafte Krankheiten, wie Lungenentzündung, schwarze Harnwinde, Petechialfieber, Druse im Fieberstadium bei Pferden, Dysenterie und Diphtherie bei Kälbern.
15. Gelbsucht, wenn das Tier stark abgemagert oder der Tierkörper auch nach mindestens 24 stündigem Hängen noch gelb gefärbt ist.
16. Hochgradige Wassersucht.
17. Geschwülste in den Muskeln, Knochen oder Drüsen, sofern sie nicht nur vereinzelt vorhanden sind und ihre Entfernung nicht möglich ist.
18. Finnen bei Schweinen, Schafen und Ziegen (Cysticercus cellulosae).
19. Finnen (Cysticercus inermis) beim Rinde in größerer Anzahl als 6 abgestorbene oder eine lebende.
20. Trichinen.

21. Mieschersche Schläuche und Sarkosporidien, wenn die Muskelmasse mit Parasiten durchsetzt oder das Fleisch wässerig oder mißfarbig ist.

22. Harngeruch oder sonstiger stark bemerkbarer unangenehmer Geruch und Geschmack des Fleisches.

23. Starke Abmagerung infolge einer Krankheit.

24. Vorgeschrittene Verdorbenheit infolge Fäulnis- oder Schimmelbildung, starke Beschmutzung oder künstliches Aufblasen des Fleisches.

25. Wenn das Tier verendet, im Verenden geschlachtet oder nicht ganz ausgetragen ist oder, wenn es Zeichen eines ernsthaften Allgemeinleidens gezeigt hat.

Die endgültige Beurteilung des Fleisches kann erforderlichenfalls bis zu 24 Stunden verschoben werden. Dazwischen liegende Feiertage sind in diese Frist nicht mit einzurechnen.

d) Kennzeichnung des untersuchten Fleisches.

Alles frische Fleisch, das bei der Untersuchung als menschliches Nahrungsmittel geeignet befunden wird, ist mit Stempelzeichen zu versehen. Und zwar sind für die Kennzeichnung die nachfolgenden Bestimmungen maßgebend: Auf Fleisch von Schlachttieren, die in einer Gemeinde mit öffentlicher Fleischbeschau geschlachtet und in der betreffenden Schlächterei, wo sämtliche Organe eines jeden Tieres bei der Untersuchung zur Stelle sind, untersucht werden, sind, sofern das Fleisch in die I. Klasse verwiesen worden ist (vergl. S. 79), ovale Stempelzeichen in blauer Farbe anzubringen.

Die Stempelzeichen, für die ein Querdurchmesser von 6 cm und ein Höhendurchmesser von 3,5 cm vorgeschrieben ist, sollen zuoberst das Zeichen I. Kl. = erste Klasse, darunter den Namen der Gemeinde (ganz oder abgekürzt) und darunter den Buchstaben B = Bykontrol = Stadtkontrolle enthalten.

Frisches Fleisch, das von außerhalb in eine Gemeinde mit öffentlicher Fleischbeschau eingeführt wird oder das von Tieren herrührt, die innerhalb der Kontrollgemeinde geschlachtet wurden, bei deren Untersuchung aber nicht sämtliche Organe zur Stelle sind, ist, sofern das Fleisch in die I. Klasse verwiesen worden ist, mit blauen Stempelzeichen von dreieckiger Form zu versehen. Die Grundkante dieses Stempels muß 6 cm, die beiden Seitenkanten müssen je 5 cm betragen. Außer dem Namen der Kontrollgemeinde oberhalb der Grundkante und dem Zeichen I. Kl. darüber, haben die Stempel zuoberst noch den Buchstaben L = Landkontrolle zu enthalten.

Frisches Fleisch, das bei der Untersuchung in die II. Klasse verwiesen worden ist, ist, sofern es von Tieren herrührt, die innerhalb der Kontrollgemeinde geschlachtet worden sind, und wenn bei der Untersuchung der Tiere in der betreffenden Schlächterei sämtliche Organe des Schlachttieres zur Stelle waren, mit rundem Stempelzeichen in schwarzer Farbe zu kennzeichnen. Dieser Stempel, dessen Durchmesser 6 cm betragen soll, hat in der Mitte den Namen der Kontrollgemeinde, darüber das Zeichen II. Kl. und darunter den Buchstaben B = Bykontrol = Stadtkontrolle zu enthalten.

Wird dagegen frisches Fleisch, das von außerhalb in eine Kontrollgemeinde eingeführt wird, in die II. Klasse verwiesen oder sind bei der Untersuchung solchen

Fleisches nicht alle Organe des Schlachttieres zur Stelle, so hat die Kennzeichnung mittels quadratischer Stempelzeichen in schwarzer Farbe zu erfolgen. Jede Seite des quadratischen Stempels muß 5 cm lang sein, das Stempelzeichen soll in der Mitte den Namen der Gemeinde, darüber das Zeichen II. Kl. und darunter den Buchstaben L. enthalten.

Eine Kennzeichnung von genußuntauglichem Fleische ist nicht vorgeschrieben.

Die Stempelzeichen sind bei den einzelnen Schlachttiergattungen auf jedem halben Tierkörper an bestimmten Stellen anzubringen.

Sofern der Tierarzt dies für zweckmäßig hält oder auf Verlangen des Eigentümers des Fleisches, können die Stempel auch in größerer Anzahl angebracht werden.

E. Vorschriften für die Untersuchung und Kennzeichnung von zerlegtem Fleische.

a) Allgemeines.

Unter zerlegtem Fleische sind kleinere Stücke als Viertel von geschlachteten Haustieren zu verstehen. Die Fleischbeschau bei zerlegtem Fleische soll in der Regel nur bei Tageslicht ausgeführt werden. Findet die Untersuchung nach Eintritt der Dunkelheit statt, so ist für ausreichende künstliche Beleuchtung des Untersuchungsraumes Sorge zu tragen. Zum Zwecke der tierärztlichen Untersuchung ist die Fleischsendung in Gegenwart des Tierarztes zu öffnen. Die Untersuchung des Fleisches hat sich darauf zu erstrecken, ob die Ware den Angaben der Begleitpapiere entspricht und ob sie in gesundheitlicher Beziehung zu Bedenken Anlaß gibt. Über die stattgehabte Untersuchung hat der Tierarzt Buch zu führen. Das Fleischbeschaubuch soll genaue Angaben enthalten über die Zeit der Untersuchung, den Namen des Einbringers, die Art und den Ursprung der Ware, den Inhalt der Begleitpapiere, das Reingewicht der Ware, das Gewicht des etwa beschlagnahmten oder zurückgewiesenen Fleisches sowie über den Grund der Beschlagnahme oder Zurückweisung des Fleisches. Auch über den Verbleib des zum menschlichen Genusse nicht bestimmten Fleisches, das zur Einfuhr gelangt, hat der Tierarzt in dem Beschaubuch Vermerke zu machen. Für die tierärztliche Untersuchung von eingeführtem zerlegtem Fleische ist eine Untersuchungsgebühr von 2 Öre für 1 kg zu entrichten.

b) Vorschriften für die Untersuchung.

Für die Untersuchung von zerlegtem Fleische sind die Bestimmungen der Anleitung zur Ausführung der durch die Königliche Verordnung vom 4. August 1911 bestimmten Kontrolle zerlegten Fleisches vom 6. Oktober 1911 maßgebend.

Danach sind bei aus gleichartigen Waren bestehenden Sendungen aus den oberflächlichen und tieferen Schichten des Fasses einige Fleischstücke zur Untersuchung herauszunehmen. Die Untersuchung hat sich auf mindestens 2 Fässer, bei Sendungen von mehr als 10 Fässern auf mindestens 20 % der Fässer zu erstrecken. Pferdefleisch enthaltende Fässer sind stets zu öffnen und jedes einzelne Fleischstück zu untersuchen. Die den Fässern entnommenen Proben sind zu untersuchen auf Finnen, abnorme Ablagerungen, Farbe, Geruch und Beschaffenheit und auf die Beschaffenheit der anhaftenden Lymphdrüsen. Sind letztere geschwollen, so müssen sie angeschnitten werden; sind sie tuberkulös, so ist das zugehörige Fleischstück zu beschlagnahmen und die Untersuchung auf weitere Fleischstücke desselben Fasses auszudehnen. Werden die Drüsen mehrerer Fleischstücke tuberkulös befunden, so ist das ganze Faß zu beschlagnahmen oder zurückzuweisen. Därme sind auf ihre Farbe sowie darauf zu untersuchen, ob sie weich, schleimig und übelriechend sind oder ob sie mit krankhaften Veränderungen, namentlich mit Geschwüren, Blutungen, Knoten usw. behaftet sind. In den Fällen, wo die grobsinnliche Untersuchung des Fleisches ein sicheres Urteil über seine Geeignetheit als menschliches Nahrungsmittel nicht zuläßt, ist das Fleisch bakteriologisch zu untersuchen. Dies hat namentlich zu geschehen, wenn der Verdacht auf Blutvergiftung oder Milzbrand vorliegt. Erforderlichenfalls ist das Fleisch auch einer Kochprobe zu unterwerfen. Diese ist in allen den Fällen zur Anwendung zu bringen, wo es sich um die Feststellung von Zersetzungsvorgängen am Fleische handelt. Bestehen hinsichtlich der Art des eingebrachten Fleisches Zweifel, die auf Grund anatomischer Merkmale nicht beseitigt werden können, so kann diese durch biologische Prüfung des Fleisches festgestellt werden.

Zwecks Feststellung eines etwaigen Zusatzes von verbotenen Stoffen sind von Zeit zu Zeit Proben aus dem Fleische und der Lake zu entnehmen und chemisch zu untersuchen. Derartige Proben sollen in der Regel so oft entnommen werden, daß die Waren von jeder an der Einfuhr beteiligten Firma jährlich einige Male auf das Vorkommen sämtlicher Konservierungsmittel, die erfahrungsgemäß Anwendung finden, untersucht werden. Ist jedoch anzunehmen, daß zerlegtem Fleische, das zur Untersuchung vorgelegt wird, Konservierungsmittel oder Farbstoffe irgend welcher Art zugesetzt sind, so sind in jedem Falle Proben zur chemischen Untersuchung zu entnehmen. In gleicher Weise ist, soweit tunlich, auch bei der erstmaligen Einfuhr von Fleisch in eine Gemeinde zu verfahren. Die Proben für die chemische Untersuchung sind von dem Fleischbeschauer zu entnehmen.

Die chemischen Untersuchungen zerfallen in:

1. Orientierende Untersuchungen, die von jedem Fleischbeschauer sollen vorgenommen werden können. Diese umfassen den vorläufigen Nachweis der am leichtesten nachweisbaren Konservierungsmittel, Bestimmung des Salzgehaltes der Lake durch Bestimmung des spezifischen Gewichts, Feststellung der Reaktion des Fleisches sowie die Vornahme von Koch- und Salmiakproben zum Nachweis etwaiger Verdorbenheit;

2. Qualitativen Nachweis von Konservierungsmitteln und Farbstoffen und

3. Quantitative Bestimmung der Konservierungsmittel.

Im allgemeinen genügt der qualitative Nachweis von Konservierungsmitteln und Farbstoffen im Fleische. Die chemische Untersuchnng kann entweder vom Fleischbeschauer selbst oder von einem besonders dazu angestellten Hilfsarbeiter oder auch von einem hierzu ermächtigten chemischen Laboratorium ausgeführt werden. In Zweifelsfällen oder wenn der Einbringer gegen die Richtigkeit des Untersuchungsergebnisses Einspruch erhebt oder wenn anzunehmen ist, daß der Einbringer von sich aus Proben in einem chemischen Laboratorium untersuchen läßt, muß der Untersucher die Richtigkeit seines Untersuchungsergebnisses durch ein hierzu ermächtigtes Laboratorium bestätigen lassen.

c) Kennzeichnung des untersuchten Fleisches.

Alles bei der Einfuhr tierärztlich untersuchte zerlegte Fleisch ist durch Anbringen von bestimmten Stempelzeichen auf der Verpackung und durch Aufkleben von Zetteln, die das Datum der Untersuchung und den Namen des Beschautierarztes enthalten müssen, zu kennzeichnen. Die Stempelung hat mittels Brand- oder Farbstempels zu erfolgen, und die Stempelzeichen sind in auffälliger Weise an mindestens 2 Stellen (auf dem Deckel und an einer anderen Stelle) anzubringen.

Die Verpackung des bei der Einfuhr zum Genusse für Menschen geeignet befundenen zerlegten Fleisches von Rindern, Schafen und Schweinen ist mit einem regelmäßig sechseckigen Stempel zu versehen, dessen jede Seite mindestens 2,5 cm beträgt und der das Wort „Import" und den Namen der Kontrollgemeinde enthält. Sofern ein Farbstempel Verwendung findet, ist das Stempelzeichen in roter Farbe anzubringen.

Pferdefleisch ist mittels eines viereckigen Stempels von 5 cm langer Grundkante und 2,5 cm langen Seitenkanten in der oben angegebenen Weise zu kennzeichnen.

Von der Untersuchung zurückgewiesenes oder bei der Untersuchung beschlagnahmtes Fleisch ist auf der Verpackung mit einem dreieckigen schwarzen Farbstempel von je 5 cm Seitenlänge zu stempeln, der das Wort „Import", den Namen der Kontrollgemeinde und das Wort „tilbakevist" (zurückgewiesen) oder „beslaglagt" (beschlagnahmt) enthält.

F. Bestimmungen über die Einfuhr von Fleisch aus dem Auslande.

a) Bei der Einfuhr von frischem Fleische.

Die Einfuhr von frischem Fleische von Pferden, Rindern, Schafen, Ziegen, Schweinen und Renntieren als menschliches Nahrungsmittel nach Norwegen ist nur aus solchen Ländern gestattet, die durch besondere auf Grund des Viehseuchengesetzes erlassene Verordnungen jeweils bezeichnet werden. Aus diesen Ländern darf frisches Fleisch von Pferden und Rindern, ausgenommen Kälber, nur in halben, das von Kälbern und Kleinvieh nur in ganzen Tierkörpern und nur nach solchen norwegischen Stapel- oder Ladeplätzen eingeführt werden, in denen öffentliche Fleischbeschau besteht. Ausnahmsweise kann das Landwirtschaftsministerium auch die Einfuhr nach anderen Plätzen zulassen.

Zum Verbrauche für die Grenzbewohner an der schwedischen Grenze darf frisches Fleisch bis auf weiteres über die Grenze eingeführt werden. Ebenso darf gefrorenes Renntierfleisch aus den am nördlichen Eismeer und am Weißen Meere gelegenen russischen Häfen untersuchungsfrei nach Finmarken zur Einfuhr gelangen.

Jede Sendung von frischem Fleisch muß mit der Bescheinigung eines im Ausfuhrlande zuständigen Tierarztes versehen sein, die Angaben über den Ort und die Zeit der Schlachtung sowie ein Zeugnis darüber zu enthalten hat, daß die Tiere, von denen das Fleisch herrührt, vor und nach der Schlachtung tierärztlich untersucht sind und sich als gesund erwiesen haben, und daß das Fleisch als menschliches Nahrungsmittel geeignet befunden worden ist. Ist die Bescheinigung für mehrere Tierkörper der gleichen Sendung ausgestellt, so ist jeder Tierkörper so zu bezeichnen, daß seine Nämlichkeit aus den Angaben in der Bescheinigung festgestellt werden kann. Bei Pferdefleisch muß für jeden Tierkörper eine besondere Bescheinigung ausgestellt sein, die außerdem noch Angaben über das Signalement und den Zustand des Pferdes vor dem Schlachten enthalten soll. Die für Fleisch aus anderen Ländern als Schweden und Dänemark ausgestellten tierärztlichen Bescheinigungen sind mit der Bestätigung eines norwegischen Konsuls zu versehen, daß der Tierarzt des Ausfuhrlandes, von dem die Bescheinigung ausgestellt ist, die Ermächtigung hierzu besitzt. Frisches Fleisch aus schwedischen Grenzbezirken kann an Stelle der tierärztlichen Bescheinigung mit einer von einer schwedischen Polizeibehörde, dem Vorsteher einer Grenzzollstation oder dem Vorsteher der Ausfuhrgemeinde ausgestellten Bescheinigung in norwegische Gemeinden mit öffentlicher Fleischbeschau eingeführt werden. In dieser Bescheinigung muß der Ursprung des Fleisches, der Ort und die Zeit der Schlachtung des Schlachttieres angegeben und bestätigt sein, daß das Fleisch, soweit bekannt, nicht von Tieren stammt, die wegen Krankheit geschlachtet worden sind, und daß in dem Bezirk, aus dem das Fleisch eingeführt wurde, keine bösartige ansteckende Haustierkrankheit herrscht. Für Pferdefleisch aus schwedischen Grenzbezirken muß die Bescheinigung außerdem noch die Erklärung enthalten, daß das Pferd von dem Aussteller der Bescheinigung unmittelbar vor der Schlachtung besichtigt und dabei frei von Krankheitserscheinungen befunden worden ist.

b) Bei der Einfuhr von zerlegtem Fleische.

Unter zerlegtem Fleische sind auch bei der Einfuhr kleinere Fleischstücke als Viertelkörper von geschlachteten Haustieren zu verstehen. Außer Muskelfleisch und Knochen sind das Fettgewebe, das Bindegewebe, die Lymphdrüsen, der Kopf, die Därme sowie die übrigen Eingeweide als Fleisch anzusehen. Zerlegtes Fleisch, das zum menschlichen Genusse bestimmt ist, darf nur in gesalzenem Zustand nach Norwegen eingeführt werden. Als Salzfleisch gilt nur solches Fleisch, das auch in seinen innersten Schichten mindestens 4% Salz enthält. Im übrigen gelten für die Einfuhr von zerlegtem Fleische folgende Bestimmungen:

1. Das Fleisch unterliegt bei der Einfuhr vor oder nach der Zollbehandlung einer Untersuchung durch einen vom Landwirtschaftsministerium hierzu ermächtigten und von der Einfuhrgemeinde bestellten Tierarzt in einem dazu bestimmten Untersuchungsraume (vgl. S. 82).

2. Die Einfuhr darf nur nach folgenden Orten stattfinden: Kristiania, Skien, Arendal, Kristiansund, Stavanger, Haugesund, Bergen, Aalesund, Drontheim und Bodo. Ausnahmsweise kann das Landwirtschaftsministerium die Einfuhr nach anderen als den genannten Orten zulassen.

3. Schaffleisch darf nur in Stücken von über 2 kg, das Fleisch von anderen Tieren nur in Stücken von über 4 kg Gewicht eingeführt werden.

4. Die Einfuhr von Blut und Hackfleisch sowie von ungesalzenem knochenfreien Fleische ist verboten.

5. Fleisch, dem Farbstoffe oder andere Erhaltungsmittel als Kochsalz, Zucker oder Salpeter zugesetzt sind, ist von der Einfuhr ausgeschlossen. Insbesondere darf Fleisch, das behandelt ist mit Borsäure und Boraten (Borax), Formaldehyd, Alkali-, Erdkali-Oxyden, Hydroxyden und Karbonaten, schwefligsauren und unterschwefligsauren Salzen (Sulfiten und Hyposulfiten), Fluoriden, Benzoesäure, Salizylsäure und ihren Verbindungen oder Chloraten, nach Norwegen nicht eingeführt werden.

6. Jede Fleischsendung muß mit einer vom norwegischen Konsul des Ausfuhrortes beglaubigten Bescheinigung versehen sein über die Herkunft und die Art des Fleisches sowie darüber, daß das in der Sendung enthaltene Fleisch von Tieren stammt, die im lebenden und geschlachteten Zustand tierärztlich untersucht und dabei als gesund und zur menschlichen Nahrung geeignet befunden worden sind.

7. Die Verpackung (Fässer oder andere Umhüllungen) sollen derart bezeichnet und mit Plomben versehen sein, daß daraus die Nämlichkeit der Ware mit den in den Begleitpapieren bezeichneten Waren ersichtlich ist.

Die unter Ziffer 1, 2, 3 und 4 angeführten Bestimmungen haben bis auf weiteres keine Gültigkeit für geräucherte oder gesalzene Schinken, gesalzenes Schweinefleisch (flesk), Talg, Fleischkonserven in luftdicht verschlossenen Behältern, Würste, Pasteten und dergl. in luftdichter Packung, in Gelatine und dergl. oder in Essig eingelegt. Würste, Pasteten und ähnliche Waren dürfen nur in besonderen Postpaketen bis zu 5 kg Gewicht eingeführt werden.

Von der unter Ziffer 1 genannten tierärztlichen Untersuchung ist auch gefrorenes Renntierfleisch bis auf weiteres befreit. Die unter Ziffer 6 angeführte tierärztliche Bescheinigung ist bis auf weiteres nicht erforderlich für das aus Island eingehende gesalzene Schaffleisch und für gesalzene Därme.

Fleisch, das zur menschlichen Nahrung nicht bestimmt ist, darf ohne Untersuchung nach Norwegen eingeführt werden, sofern es zur menschlichen Nahrung unbrauchbar gemacht ist oder bei der Einfuhr dazu ungeeignet gemacht wird. Dies kann durch Einschnitte in das Fleisch und Zusatz von Kalk, Teerstoffen (Karbolsäure, Kreosot) und dergl. nach näherer Bestimmung geschehen.

G. Schlachtvieh- und Fleischbeschau-Statistik.

Eine Fleischbeschaustatistik wird alljährlich in dem vom Veterinärdirektor bearbeiteten Jahresbericht über das Veterinärwesen und die Fleischbeschau veröffentlicht. Diese Statistik wird auf Grund der von den Vorstehern der Kontrollstationen an den Veterinärdirektor zu erstattenden Jahresberichte bearbeitet. Es werden demnach nur diejenigen Gemeinden von ihr erfaßt, in denen die Fleischbeschau auf Grund des auf S. 73 genannten Gesetzes, betreffend kommunale Schlachthäuser, Fleischkontrolle usw., vom 27. Juni 1892 und 25. Juli 1910 eingeführt ist. Die Zahl der norwegischen Gemeinden mit obligatorischer Fleischbeschau sowie die Zahl der in diesen Gemeinden untersuchten Schlachttiere in den Jahren 1905 bis 1911 ist aus nachfolgender Tabelle ersichtlich.

Jahr	Anzahl der Gemeinden mit öffentl. Fleischbeschau	Zahl der in diesen Gemeinden untersuchten						
		Rinder	Pferde	Kälber	Schweine	Schafe	Ziegen	andere Tiere
1905	27	116564	4909	119749	58241	184651	14195	$18^3/_4$
1906	27	124111	4836	122184	59734	198027	13754	$88^3/_4$
1907	27	119391	4321	122887	76324	195386	16712	527
1908	29	124935	3866	130321	83197	197321	14830	$615^1/_2$
1909	30	139261	3637	150204	73877	215031	15868	$702^1/_4$
1910	31	156892	4645	159282	68300	204890	12431	$674^1/_4$
1911	31	169194	6161	172855	80042	$220802^1/_4$	$14544^1/_2$	1143

Davon wurden

a) in die II. Klasse verwiesen:

Jahr	Rinder	Pferde	Kälber	Schweine	Schafe	Ziegen	Andere Tiere
1905	$2266^3/_4$	$227^1/_2$	4181	1692	$1371^1/_2$	$203^1/_2$	—
1906	$2248^1/_4$	266	3148	$1424^3/_4$	$2069^3/_4$	177	13
1907	$7457^3/_4$	231	8777	$4599^3/_4$	$10739^1/_2$	1086	59
1908	$2293^1/_4$	$207^1/_4$	$3202^3/_4$	1400	$1920^1/_2$	500	$78^1/_2$
1909	2203	$167^1/_4$	3272	$1353^3/_4$	$3277^1/_2$	$672^1/_2$	157
1910	2027	$204^1/_2$	$2858^1/_2$	$1173^3/_4$	1242	509	88
1911	$1735^1/_2$	$183^1/_2$	$2490^1/_2$	1236	$1684^1/_4$	321	44

b) beschlagnahmt:

Jahr	Rinder	Pferde	Kälber	Schweine	Schafe	Ziegen	Andere Tiere
1905	592	$35^1/_2$	$1429^1/_4$	$206^1/_4$	$149^3/_4$	293	—
1906	610	$36^1/_4$	$1116^3/_4$	$213^3/_4$	201	191	$^1/_4$
1907	$510^1/_2$	40	1122	316	$232^1/_4$	300	2
1908	$561^1/_2$	$47^1/_4$	$973^1/_2$	$188^1/_2$	161	263	8
1909	$315^1/_2$	$30^3/_4$	$1148^1/_2$	$157^3/_4$	$194^3/_4$	168	1
1910	586	$57^1/_4$	$1355^1/_2$	$183^1/_4$	133	196	4
1911	$543^1/_2$	$69^1/_2$	$1272^1/_2$	$256^1/_2$	262	188	$5^1/_2$

H. Verfahren mit beanstandetem Fleische.

Fleisch, das bei der Untersuchung als ungeeignet für die menschliche Nahrung erkannt wird, ist zu beschlagnahmen und in der Kontrollstation vorläufig aufzubewahren. Während dieser Zeit ist darauf zu achten, daß es mit gesundem Fleische nicht in Berührung kommt, und daß jede Verbreitung von Krankheitsstoffen vermieden wird. Von der Kontrollstation aus ist das beschlagnahmte Fleisch in geeigneter Weise entweder in eine Fleischvernichtungsanstalt, nach einem Verbrennungsofen, einem Verscharrungsplatz oder zum Zwecke seiner Durchkochung in eine von der Gemeinde anerkannte Anstalt zu schaffen. Sofern nicht das beschlagnahmte Fleisch nach den Bestimmungen des Viehseuchengesetzes vom 14. Juli 1894 verbrannt oder vergraben werden muß, ist seine Auslieferung an den Eigentümer zulässig. Vor seiner Auslieferung ist jedoch das Fleisch vom Tierarzt durch Zerschneiden und Behandlung mit ungelöschtem Kalk, Petroleum, roher Karbolsäure und dergl. zum Gebrauch für Menschen und Tiere ungeeignet zu machen. Wird beschlagnahmtes Fleisch, das von den Tiereigentümern zurückgefordert wird, zu technischen Zwecken verarbeitet, so steht dem Besitzer des Fleisches eine angemessene Entschädigung seitens der Gemeinde zu.

J. Beschwerdeverfahren.

Gegen jede tierärztliche Entscheidung über die Stempelung und Beschlagnahme von Fleisch kann von dem, der das Fleisch zur Untersuchung vorlegt, beim zuständigen Ortsgesundheitsrat Einspruch erhoben und die endgültige Entscheidung des Gesundheitsrats beantragt werden. Bis zur endgültigen Entscheidung ist das Fleisch in der Kontrollstation in geeigneter Weise aufzubewahren. Bei Behandlung der Angelegenheit durch den Gesundheitsrat ist der Tierarzt zur Begründung der von ihm getroffenen Entscheidung beizuziehen. Schließt sich der Gesundheitsrat dem Gutachten des Tierarztes nicht an, so ist das Fleisch unter Hinzufügung des Wortes „Helseraad" (Gesundheitsrat) hinter dem Namen der Kontrollgemeinde entsprechend zu stempeln.

K. Versorgung mit Fleisch und Fleischverbrauch.

An der Versorgung Norwegens mit frischem Fleische ist vorwiegend im Inland gezüchtetes, daneben aber auch schwedisches und dänisches Schlachtvieh beteiligt. Die auf S. 87 für die Jahre 1905 bis 1911 angegebenen Schlachttiere, die der öffentlichen Fleischbeschau unterstellt gewesen sind, verteilen sich z. B. im Jahre 1911[1] nach ihrer Herkunft wie folgt:

	Es stammten aus		
	Norwegen	Schweden	Dänemark
Rinder	154108 $^3/_4$	11549 $^1/_2$	3536 $^1/_2$
Pferde . . .	5664 $^3/_4$	427 $^1/_2$	69 $^1/_2$
Kälber . . .	162014	10822 $^1/_2$	10
Schweine . .	79197 $^3/_4$	825 $^1/_2$	20
Schafe . . .	218584 $^1/_4$	2107 $^1/_2$	110
Ziegen . . .	14536 $^1/_2$	7	1
andere Tiere	1143	—	—

Fleischwaren werden in nicht unbeträchtlichen Mengen aus dem Ausland nach Norwegen eingeführt. Tierische Fette werden zum größten Teil in Norwegen selbst gewonnen und zu Margarine verarbeitet.

Über den Umfang der Einfuhr ausländischer Fleischwaren und sonstiger landwirtschaftlicher Erzeugnisse nach Norwegen und über die an der Einfuhr beteiligten Auslandsstaaten im Jahre 1911 gibt die nachstehende Übersicht Aufschluß.

---

[1] Vergl. Veterinaervaesenet og Kjodkontrollen 1911.

Einfuhrgegenstand	Gesamtgewicht des eingeführten Gegenstandes in kg (Wert in Kronen)	An der Einfuhr beteiligte Staaten	Höhe ihrer Beteiligung in kg
Geräuchertes Fleisch	2 210 (1 600)	Rußland	250
		Deutschland	730
		Großbritannien	620
		Andere Länder	610
Renntierfleisch, Schneehühner, geschlachtetes Geflügel	312 740 (275 700)	Schweden	118 230
		Dänemark	11 540
		Island	340
		Finnland	14 950
		Rußland	151 710
		Deutschland	12 880
		Niederlande	30
		Großbritannien	780
		Frankreich	2 280
Anderes ungeräuchertes Fleisch	5 235 940 (3 042 700)	Schweden	2 201 640
		Dänemark	1 026 500
		Island	596 820
		Rußland	2 780
		Deutschland	19 860
		Belgien	2 460
		Großbritannien	643 470
		Vereinigte Staaten v. Amerika	743 490
		Argentinien	4 580
		Andere Länder	3 340
Schweinefleisch, geräuchertes	10 740 (16 100)	Schweden	260
		Dänemark	480
		Deutschland	6 780
		Großbritannien	2 230
		Österreich	840
		Andere Länder	150
Schweinefleisch, ungeräuchertes: Schinken	16 310 (16 300)	Dänemark	8 850
		Deutschland	6 440
		Großbritannien	930
		Andere Länder	90
Anderes ungeräuchertes Schweinefleisch (darunter auch Transitwaren)	2 778 260 (2 500 500)	Schweden	107 600
		Dänemark	168 500
		Rußland	4 870
		Deutschland	9 520
		Belgien	10 250
		Großbritannien	37 560
		Vereinigte Staaten v. Amerika	2 439 390
		Andere Länder	570
Därme und Blut	112 307 (121 300)	—	—

Einfuhrgegenstand	Gesamtgewicht des eingeführten Gegenstandes in kg (Wert in Kronen)	An der Einfuhr beteiligte Staaten	Höhe ihrer Beteiligung in kg
Würste und Zungen	8 082 (8 900)	—	—
Corned Beef usw., hermetisch . . .	9 422 (11 300)	—	—
Andere hermetische Eßwaren . . .	39 752 (47 700)	—	—
Pasteten, Fleischextrakt, Fleischpulver usw.	38 374 (191 800)	—	—
Käse	274 870 (426 100)	—	—
Butter	227 470 (432 200)	—	—
Margarine	1 250 (1 100)	—	—
Schmalz und Flomen	1 966 840 (1 770 100)	—	—
Milch und Sahne (frische, gezuckerte und ungezuckerte)	9 827 (1 400)	—	—
Milchpulver	14 547 (8 700)	—	—
Eier	264 176 (264 100)	—	—

Der jährliche Gesamtfleischverbrauch Norwegens ist mangels einer das ganze Land umfassenden öffentlichen Fleischbeschau nicht zu ermitteln. Dagegen ist für einige norwegische Städte der durchschnittliche Jahresfleischverbrauch auf den Kopf der Bevölkerung berechnet worden. Dieser wird angegeben für Kristiania[1]) in den Jahren 1905 mit 40,11 kg, 1906 mit 41,96 kg, 1907 mit 44,58 kg, 1908 mit 47,11 kg, 1909 mit 46,17 kg, 1910 mit 48,65 kg und 1911 mit 54,65 kg, für Drontheim[2]) in den Jahren 1909 mit 51,33 kg, 1910 mit ungefähr 55,43 kg und 1911 mit 57,4 kg.

L. Vieh- und Fleischpreise.

Die Preise für lebende Rinder und Schweine werden in Kristiania von der bedeutendsten Schlächterei festgestellt und den Zeitungen zur Veröffentlichung mitgeteilt. Auf dem Lande werden die Notierungen in Kristiania zugrunde gelegt. Eine Preisnotierung auf den Viehmärkten findet nicht statt. Die Durchschnittspreise für lebendes Schlachtvieh im Jahre 1907 sind aus nachstehender Tabelle ersichtlich.

---

[1]) Veterinaervaesenet og Kjodkontrollen 1905, S. 198, 1906, S. 203, 1907, S. 203, 1908, S. 198, 1909, S. 202, 1910, S. 207 und 1911, S. 211.

[2]) Desgl. 1909, S. 233, 1910 S. 241 und 1911 S. 244.

Tiergattung	Durch-schnittspreis für 1 Stück in Kronen
Ochsen, große	267,50
„ mittelgroße . .	148,33
Kühe	123,75
„ junge	105,00
Schafe	18,33
Pferde	98,13

Im April 1913 wurden für 1 kg Lebendgewicht in Kristiania notiert für:

Stiere (Ochsen)	1,20 — 1,30 Kronen
Kühe	1,10 „
Kälber	1,20 „
Schweine	1,05 — 1,20 „
Schafe	1,10 — 1,20 „

Für Schweine betrug der durchschnittliche Preis für 1 kg Schlachtgewicht im Jahre 1907 0,86 Kronen für 50 bis 80 kg schwere Tiere und 0,84 Kronen für schwerere Tiere.

Die Großhandelspreise für Fleisch werden in Kristiania nach den Angaben des Vorstehers der städtischen Wagen bearbeitet. Die Kleinverkaufspreise für Fleisch werden durch Erkundigungen in den Fleischergeschäften ermittelt.

Die Durchschnittspreise für Fleisch im Groß- und Kleinhandel im Jahre 1906 sind aus nachstehender Zusammenstellung ersichtlich.

Fleischart	Groß-handelspreis für 1 kg in Kronen	Klein-handelspreis für 1 kg in Kronen
Ochsenfleisch	0,72	0,93—1,06
Kalbfleisch	0,92	1,02—1,16
„ junges	0,51	0,66
Schaffleisch, frisches . . .	0,87	1,01—1,12
„ gesalzenes . .	0,74	0,88
Schweinefleisch, frisches .	0,94	1,14
„ gesalzenes .	—	1,32
„ amerikanisch.	—	1,15

Im April 1913 wurden an der Fleischkontrolle in Kristiania für 1 kg folgende Preise bezahlt:

Rindfleisch	0,65 bis 1,05 Kronen
Mastkalbfleisch	0,90 „ 1,20 „
Fleisch von jungen Kälbern	0,45 „ 0,50 „
Schweinefleisch	1,— „ 1,15 „
Schaffleisch	1,— „ 1,30 „

M. Ausfuhrschlächtereien.

Ausfuhrschlächtereien bestehen in Norwegen nicht, da das Land keinen Über-
schuß an Fleisch besitzt, sondern zur Deckung seines Bedarfs zum Teil auf Einfuhr
angewiesen ist.

N. Trichinenschau.

Die Trichinenschau ist in Norwegen nicht obligatorisch. Sie ist aber ermöglicht
in Kristiania durch Antrag bei der Gesundheitskommission und in Bergen beim Stadt-
tierarzt.

O. Staatliche Schlachtviehversicherung.

Eine staatliche Schlachtviehversicherung gibt es in Norwegen nicht. Dagegen
sind einige größere sowie viele kleinere private Versicherungs-Gesellschaften auf Gegenseitigkeit vorhanden, die die Versicherung von Schlachttieren übernehmen.